JN194977

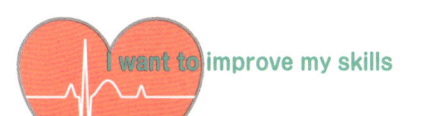

I want to improve my skills

ナースのためのスキルアップノート

看護の現場ですぐに役立つ

整形外科ケアのキホン

患者さんを安心させるサポート法が身に付く！

宮原明美 著

永木和載 監修

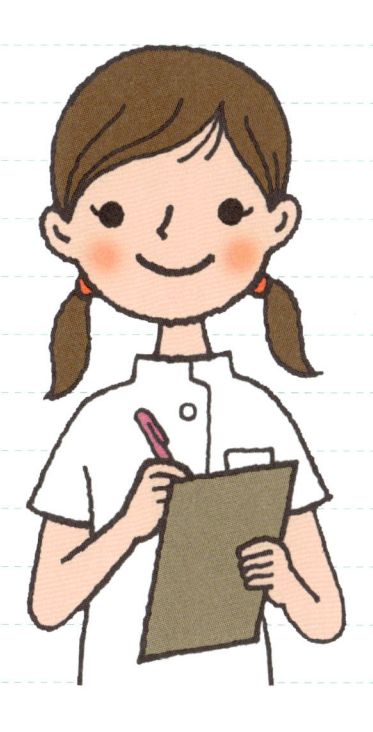

秀和システム

はじめに

　整形外科は、骨、軟骨、筋、靭帯、神経などの疾病や外傷を専門的に治療する診療科です。診療対象の患者さんは、小児から高齢者まで幅が広いことも特長の1つとなっており、より広い専門知識が必要となります。

　また超高齢社会となっているわが国では、加齢による整形外科疾患の患者さんは増えています。その一方で日常生活において健康志向もあってスポーツを楽しむ人々が増えており、スポーツ選手だけでなく、スポーツによる障害で整形外科を訪れる人も増加しています。そういった状況から今後も整形外科疾患患者さんは増加傾向にあると考えられます。

　整形外科では、患者さんの日常生活動作（ADL）の向上が重要な治療目的の1つとなります。チーム医療が推進される中においてナースも重要な役割を担っており、ADLの向上を目指すために、技術的なことだけでなく、患者さんの不安を取り除いて、患者さんが治療に専念できるように心身のサポートをすることも求められています。そのためにも正確な知識を身に着けて、的確なアドバイスができるようになる必要があります。看護・医療知識の欠如や理解不足は、そのまま患者さんに伝わってしまいます。

　多忙な日常臨床において疑問に思っても、ドクターや先輩ナースに質問できないこともあると思います。本書は整形外科ナースが実際にケアにあたるときに役立つ専門知識をコンパクトにまとめました。また、整形外科を受診する患者さんの主な訴えは、腰、膝、肩などの痛みですから、本書では疼痛の部位から考えられる代表的な整形外科疾患を示しています。そして、疾患のメカニズムとケアをわかりやすく解説するとともに、患者さんの痛みの観察ポイントなども紹介しています。臨床現場ですぐに役立つナースのためのスキルアップの1冊として活用していただければ幸いです。

看護の現場ですぐに役立つ
整形外科ケアのキホン

contents

chapter
1 骨、筋肉、神経の名称と主な働き

chapter
2 検査の種類とその目的

chapter 7 小児の整形外科疾患とケア

chapter 8 整形外科特有のケア

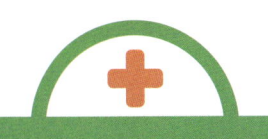

本書の特長

　整形外科では骨、軟骨、筋、靭帯、神経など様々な疾病を診療します。他の診療科よりも専門的な知識が幅広く必要となりますが、最初からすべての疾患を覚えることはなかなか困難です。本書では、整形外科は痛みを訴えて受診する患者さんが非常に多いことに注目し、痛みの部位別に代表的な疾患をあげて、目の前の患者さんが困っている状態に寄り添えるようにすることを目指しています。

役立つポイント1 日常臨床にマッチするように痛みの部位別に疾患を分類

　腰痛、肩や手、下肢など部位別に疾患を分けて、具体的な症状をあげているので、目の前の患者さんの症状から推測して的確な対応ができるようになります。

役立つポイント2 図やイラストから疾患の具体的なイメージが掴める

図やイラストを多用して疾患や治療が具体的にイメージできるようにしました。

役立つポイント3 診断のために必要な検査がわかる

　ドクターがなぜその検査を行っているのか理解することができるので、患者さんに的確な説明ができるようになります。

役立つポイント4　疾患別の治療法や日常生活の注意点がわかる

　ドクターの治療方針を理解することによって、適切な介助が速やかにできるようになります。またそれぞれの患者さんに合った具体的なアドバイスができます。

役立つポイント5　整形外科特有の治療法がわかる

　専門性が高い整形外科特有の治療法がまとめてあります。新人ナースもドクターや先輩ナースの専門的な会話が理解できるようになります。

役立つポイント6　ベテランナースや先輩ナースのアドバイス

　ベテランナースや先輩ナースのワンポイントアドバイスを随所に入れてあるので、合わせて読むことで、より理解が深まるようになっています。

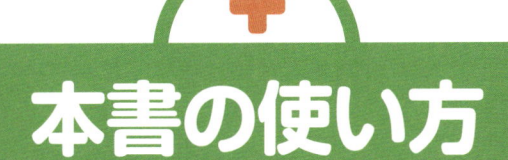

本書の使い方

　本書は第1章から第8章までで構成されています。

　整形外科の治療部位である骨、筋肉、神経などの主な働きから、検査の種類とその目的、痛みを伴う代表的な疾患治療、整形外科特有のケアまで、整形外科看護に必要な項目を網羅しています。

　基本から学びたい人は最初から、ある項目だけ知りたい方は途中から、というように読む人に合わせてどこから読んでも知りたい情報が得られます。それぞれの項目でポイントを絞って解説してありますので、好きなところから読んでください。

　整形外科では幅広い部位の疾患への対応が求められます。本書では、整形外科疾患の中の痛みの部位に着目しており、代表的な疾患のケアが一目でわかります。

心身ともに患者さんを
ケアしていけるように、
整形外科疾患の正しい知識を
一緒に身につけて
いきましょう。

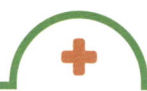

この本の登場人物

本書の内容をより理解していただくために
医師、ベテランナース、先輩ナースからのアドバイスや、ポイントを説明しています。
また、新人ナースや患者のみなさんも登場します。

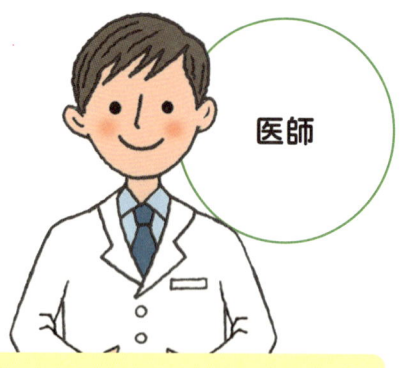

医師

病院の勤務歴8年。的確な判断と処置には評判があります。

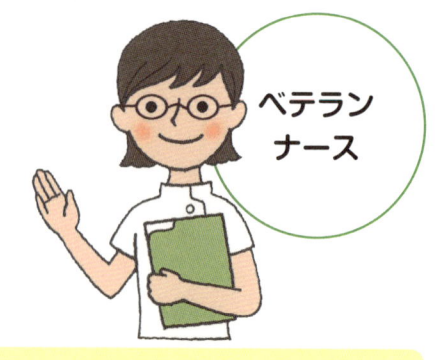

ベテランナース

看護師歴10年。やさしさの中にも厳しい指導を信念としています。

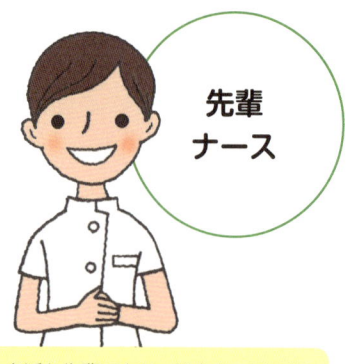

先輩ナース

看護師歴5年。身近な先輩であり、新人ナースの指導役でもあります。

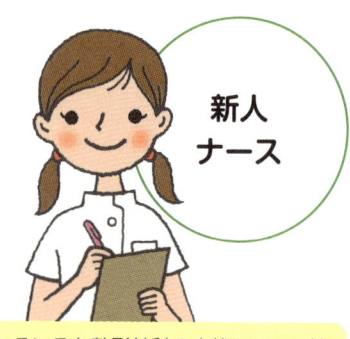

新人ナース

看護歴1年、いろいろな整形外科の症状について勉強しています。医師や先輩たちのアドバイスを受けて早く一人前のナースになることを目指しています。

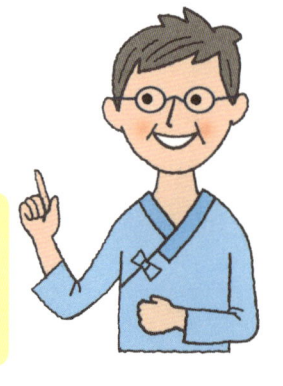
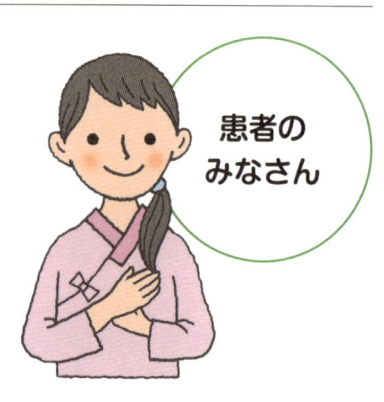

患者のみなさん

患者のみなさんからも、ナースへの気持ちなどを語っていただきます。
・お年寄りのご夫婦
・小さいお子さんと一緒の若い母親
・中年のビジネスマン

chapter 1

骨、筋肉、神経の 名称と主な働き

整形外科では骨、関節、筋肉、神経、靭帯、腱など扱う部位は広範です。

各部位の名称や大まかな働きがわかっていると、

整形外科疾患について理解しやすくなります。

骨の基礎知識

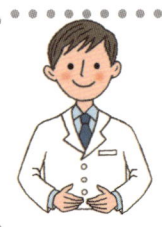 骨は骨格を形成して体を支えたり、筋肉によって動かしたりします。骨は赤ちゃんの頃は300個以上ありますが、成長とともに細かく分かれていた骨がくっついて、男性で18歳くらい、女性で16歳くらいには通常206個となります。骨って、ホント不思議ですね。

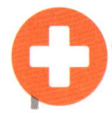 骨の分類

　骨の形や大きさは様々で、数mmから60cmくらいの長さのものまであります。骨はその形状から主に扁平骨、不規則骨、長骨（長管骨）、短骨の4つに分類されます。

▼主な骨の分類

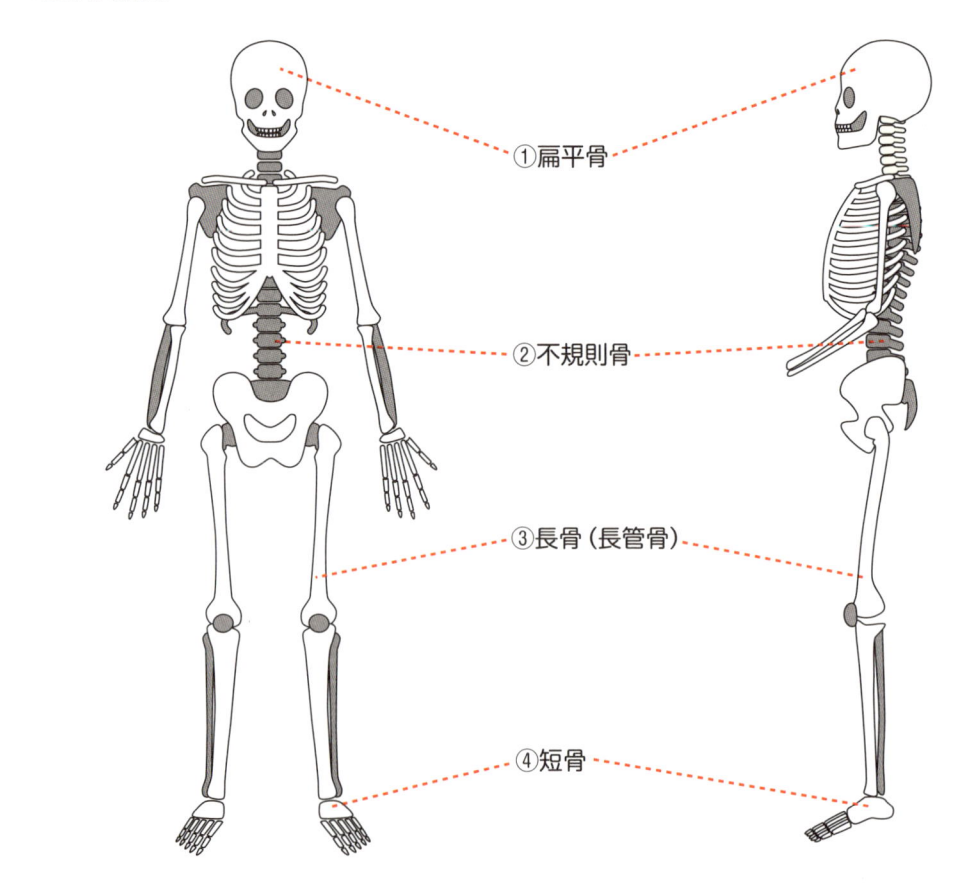

①扁平骨

②不規則骨

③長骨（長管骨）

④短骨

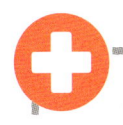

骨の名称

以下は骨の名称とその特徴です。

①扁平骨

肩甲骨、腸骨などのような板状の扁平な骨です。肋骨は長いですが扁平骨に分類されます。

②不規則骨

椎骨や下顎骨などのような形が不規則な骨です。

③長骨 (長管骨)

大腿骨や上腕骨のように上肢や下肢の軸となる長い管状の骨です。骨端と骨幹が区別できます。

④短骨

立方体や積み木状の小さな骨です。手根骨、足根骨はたくさんの短骨で形成されています。

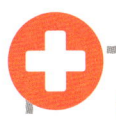

骨の機能

骨は骨格によって身体を支えるという基本的な役割以外に、脳や内臓などを保護する役割も担っています。また付着している筋の収縮によって、関節を支点として運動を行います。さらに骨髄では新しい血液細胞が造られていますし、骨はカルシウムなどを貯蔵する倉庫にもなっています。

●支持作用

骨が骨格を形成することで頭や内臓を支え、身体の支柱となって、体の姿勢を保っています。

●保護作用

複数の骨で頭蓋腔や胸腔、脊柱管、骨盤腔などを形成し、脳や内臓などの重要な器官を納め保護して、外部からの衝撃などから臓器を守ります。

●運動作用

骨や関節自体が動くわけではなく、骨に付着する筋肉が収縮することで、可動性のある関節を支点として身体を自由に動かすことができます。

●造血作用

主に胸骨、肋骨、脊椎、骨盤などにある扁平骨や短骨の骨髄で、赤血球、白血球、血小板が新生されます。

●貯蔵作用

骨質にカルシウム、リン、ナトリウム、カリウムなどの電解質を蓄えており、必要に応じて血液中に放出します。骨髄腔には脂肪を貯蔵しています。

骨の構造とリモデリング

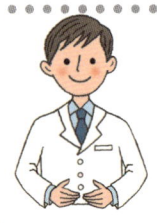

骨は一つの塊ではなくて、成分、組織、細胞の異なる層がいくつも重なり合って形成されています。骨は常に新陳代謝を繰り返しており、これを骨のリモデリング（再構築）といいます。1年間に20～30%の骨が新しいものに作り替えられています。

骨の構造

　骨は**骨膜**と**骨質**、**骨髄**で構成されています。骨膜は表面を覆う白色の結合組織で、神経、血管、リンパ管が走っています。骨膜は骨を保護するとともに骨の成長や再生の役割をしています。骨膜の結合組織が密に骨質に侵入していて、両者はしっかりと結合しています。

　骨質は組織学的には**骨組織**からなる骨の実質です。骨質は外側のカルシウムやリンを主成分とする硬い皮質骨（緻密骨）と、内側のスポンジの網目のような柔らかい海綿骨に分けられます。**海綿骨の内側**には骨髄腔があり、その中は骨髄細胞で満たされています。骨髄には、赤色骨髄と黄色骨髄があります。

　皮質骨の構造単位をオステオンといいます。オステオンは血管が通るハパース管を中心として、骨細胞が放射線に配列する円柱です。

▼骨の構造

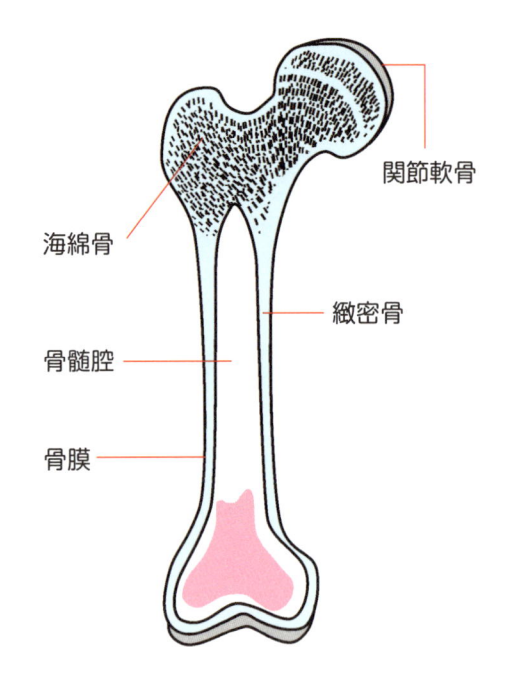

関節軟骨

海綿骨

緻密骨

骨髄腔

骨膜

リモデリング（再構築）

　骨を壊す働きをする破骨細胞が古い骨を吸収すると、骨芽細胞が誘導されて破骨細胞によって壊された部分に新しい骨を作ります。通常、健康な人であれば破骨細胞と骨芽細胞がバランスを取って活動しているため、骨の総量はほぼ一定に保たれています。

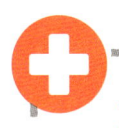

全身の骨格

成人は通常206個の骨で構成されています。代表的な骨の名称を以下に示します。

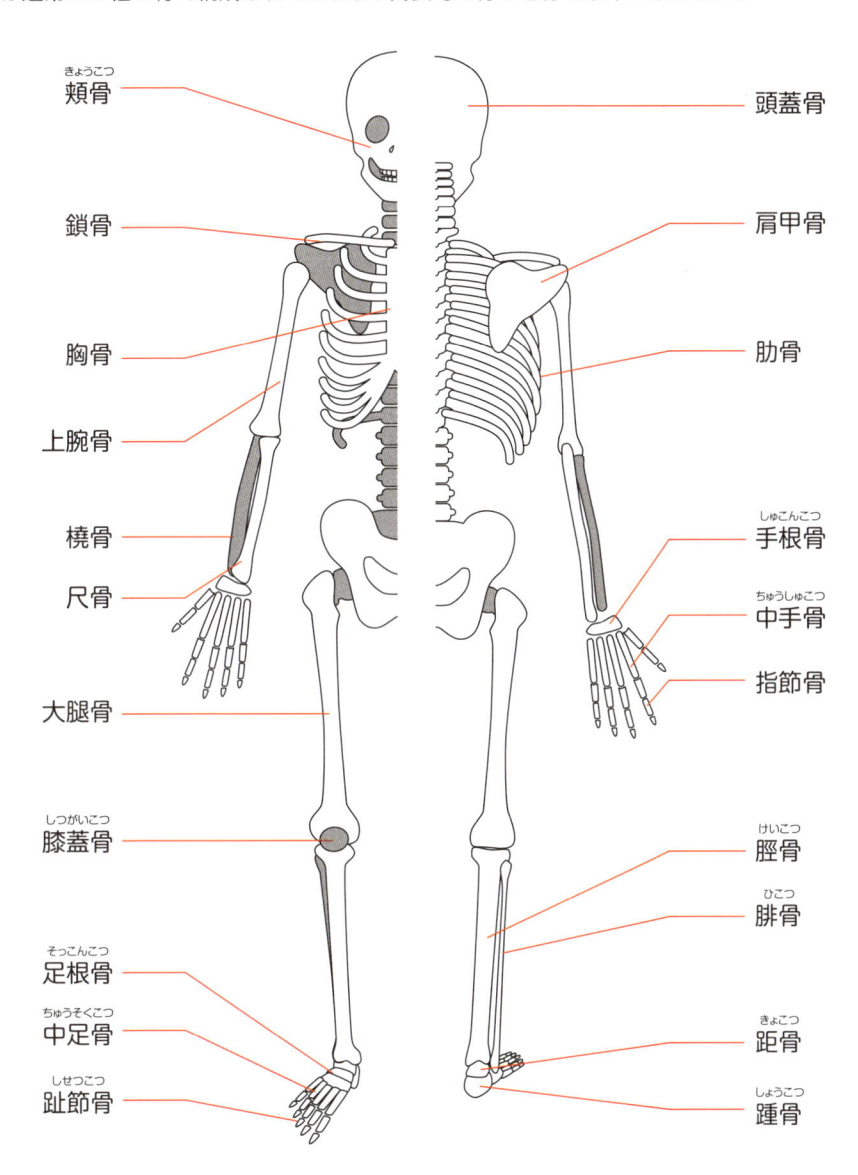

頬骨（きょうこつ）

頭蓋骨

鎖骨

肩甲骨

胸骨

肋骨

上腕骨

橈骨

手根骨（しゅこんこつ）

尺骨

中手骨（ちゅうしゅこつ）

指節骨

大腿骨

膝蓋骨（しつがいこつ）

脛骨（けいこつ）

腓骨（ひこつ）

足根骨（そっこんこつ）

中足骨（ちゅうそくこつ）

距骨（きょこつ）

趾節骨（しせつこつ）

踵骨（しょうこつ）

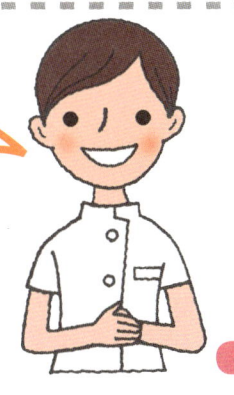

骨は成長期に活発に作られて、骨量は20歳代でピークを迎えるのよ。

先輩ナース

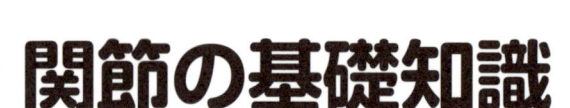

関節の基礎知識

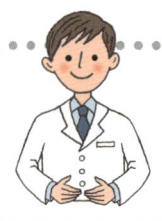

2つ以上の骨が連結している部分を関節といいます。関節には動く関節 (可動関節) と、頭蓋骨のように動かない関節 (不動関節) があります。可動関節は連結する骨の間に隙間 (関節腔) があります。

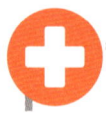

可動関節の構造

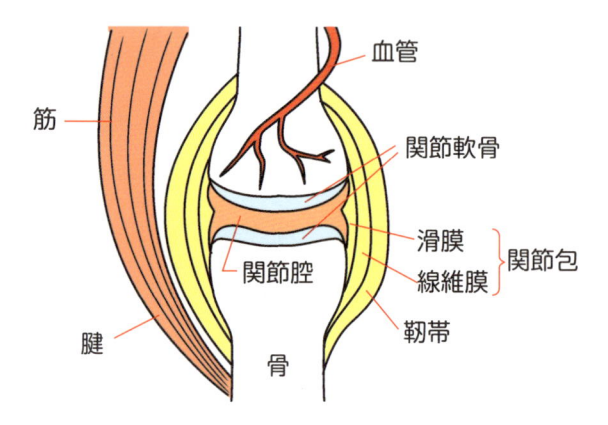

血管
筋
関節軟骨
滑膜
関節包
線維膜
関節腔
靭帯
腱
骨

関節包 (かんせつほう)：骨と骨を包んでいる袋状のもので、滑膜と線維膜からできています。

関節腔：連結する骨と骨の間の空間で、中は滑液で満たされています

滑液 (かつえき)：滑膜から分泌される透明の粘り気のある液体で、ヒアルロン酸と糖タンパク質を豊富に含みます。関節が動く際に潤滑剤として働きます。

靭帯：関節の骨同士が離れないようにするとともに、関節の動きを一定方向に制限する役割も持っています。コラーゲンを主成分とする線維組織です。

関節軟骨：血液や神経はなく、滑液によって栄養補給されます。

関節が動くことで関節軟骨に新鮮な滑液が吸収され、古い滑液が排出されるのよ。関節軟骨の構造と機能の維持のためにも適度な運動が必要なのね。

ベテランナース

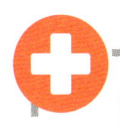

可動関節の種類

可動関節はその形状や動きによって大きく6つに分けられます。

①平面関節

両方の関節面が平面で、スライドするように動きます。強い靭帯で覆われているため可動範囲は狭くなります。足根中足関節、手根部、椎間関節など。

②球関節

球状の関節面がもう一方の関節窩の中を回転し、屈曲、伸展、外転、内転だけでなく回旋もできます。肩関節、股関節など。

③楕円関節

卵形の骨端が楕円形の孔に入ったような形で、前後左右に動かすことはできますが、回旋は制限されます。橈骨手根関節、顎関節など。

④鞍関節

鞍上の関節面が直交するように向き合い、2つの軸を中心に回転運動を行います。第1手根中手関節、胸鎖関節など。

⑤蝶番関節

一方の骨が凹面で、もう一方が凸面で組み合わさっていて、基本的に屈曲、伸展という一平面上の動きしかできませんが、肘と膝はわずかに回旋もできます。膝関節、腕尺関節など。

⑥車軸関節

一方の骨に突起があり、もう一方の骨に差し込むような形で、主に一定の角度までねじる動きができます。上橈尺関節、環軸関節など。

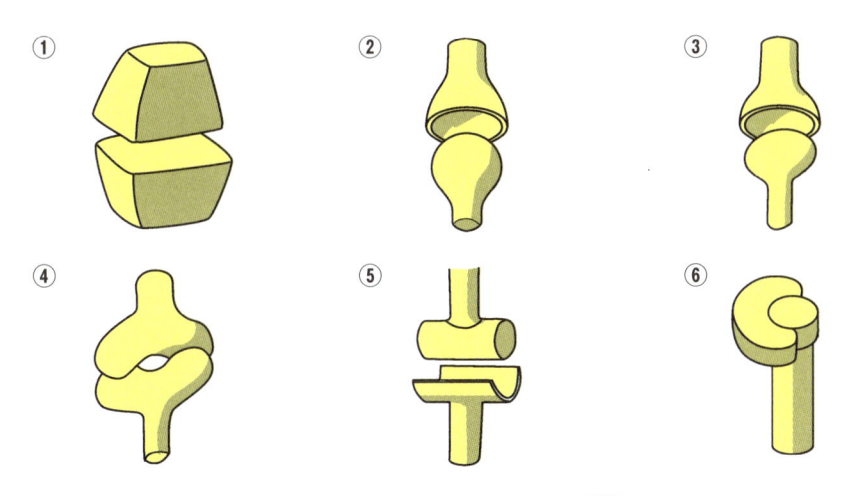

個々の椎間関節の可動域は小さいですが、脊椎全体では可動域は大きいのよ。だから前屈や後屈ができるのね。

ベテランナース

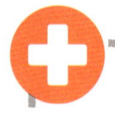

脊椎の構造

　脊椎は一般的に背骨といわれ、椎骨が連結した構造となっています。脊椎は頸椎、胸椎、腰椎、仙骨、尾骨の5ブロックに分けられます。

頸椎（C1～C7）：頭部を支えます。7つの椎骨からなります。

　環椎（第一頸椎：C1）：頭側の一番上の椎骨。他の椎骨と異なり、椎体と棘突起（きょく）がありません。

　軸椎（第二頸椎：C2）：環椎の下にある椎骨。環椎と軸椎で構成される環軸関節によって頭部の回旋を行うことができます。

胸椎（T1～T12）：頸椎からつながり脊椎の首から背中の部分を構成します。12の椎骨からなります。

腰椎（L1～L5）：脊椎下部の腰の部分。5つの椎体からなり、下部に向かって大きくなります。上下の椎体間の椎間板と関節突起が腰椎の可動性を生み出しています。

仙骨：脊椎の下部、骨盤の中央に位置する逆三角形の骨。体を支える土台となります。

尾骨：脊椎の最下部のとがった骨。姿勢を正し、安定させる働きがあります。

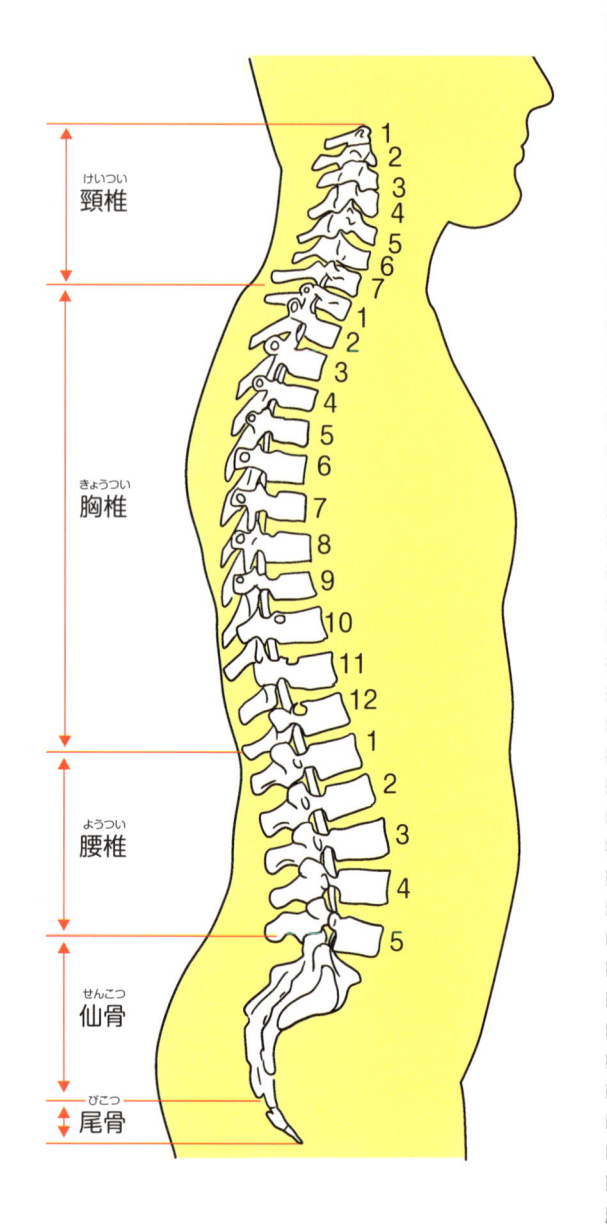

けいつい
頸椎
1 2 3 4 5 6 7

きょうつい
胸椎
1 2 3 4 5 6 7 8 9 10 11 12

ようつい
腰椎
1 2 3 4 5

せんこつ
仙骨

びこつ
尾骨

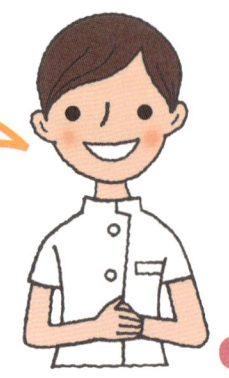

脊椎は横から見るとまっすぐではなくて、ゆるいS字カーブを描いているのよ。

先輩ナース

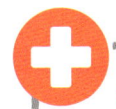

脊椎を構成する椎骨

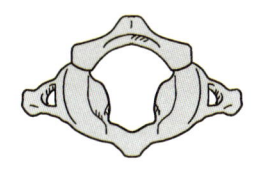

第1頸椎（環椎）　　第2頸椎（軸椎）

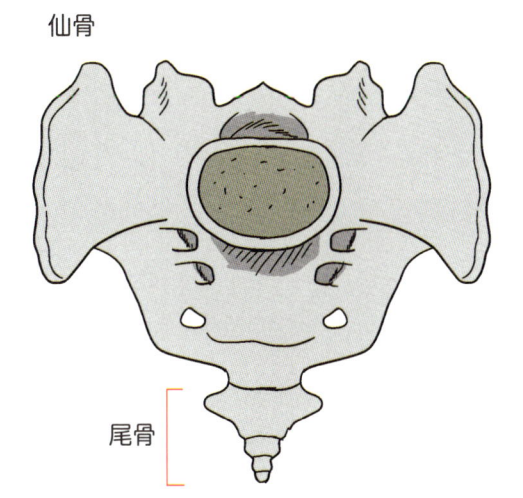

仙骨

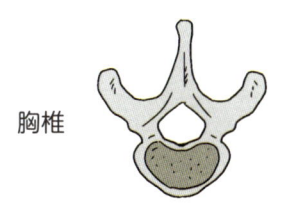

胸椎

尾骨

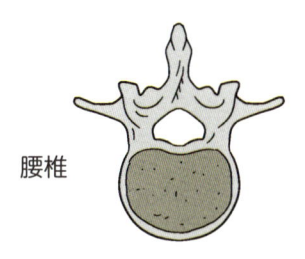

腰椎

椎間板の構造

▼椎骨を上から見たところ

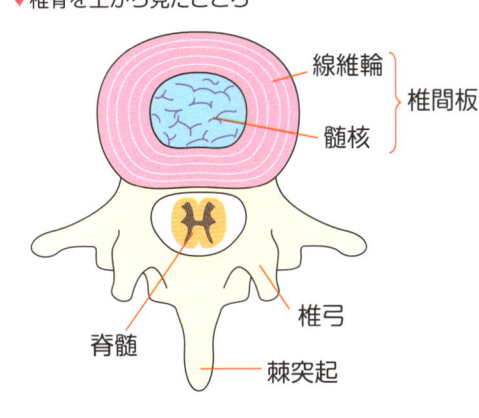

線維輪
髄核
椎間板
脊髄
椎弓
棘突起

▼椎骨を横から見たところ

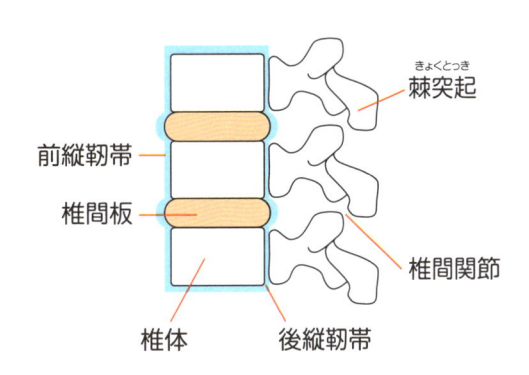

きょくとっき
棘突起
前縦靭帯
椎間板
椎間関節
椎体　　後縦靭帯

椎体：椎骨の円柱状の部分です。

椎間板：内部にはプロテオグリカンを含むゼリー状の柔らかい髄核があり、外側はコラーゲンを多く含む軟骨層の線維輪に覆われています。クッションの役割を果たしています。

筋肉の基礎知識

骨格筋は腱によって骨格に付着して動く筋肉です。運動神経支配下にあり、意思による収縮が可能で、骨の移動、関節の屈曲、進展などにより全身運動が可能となります。

➕ 全身の筋肉

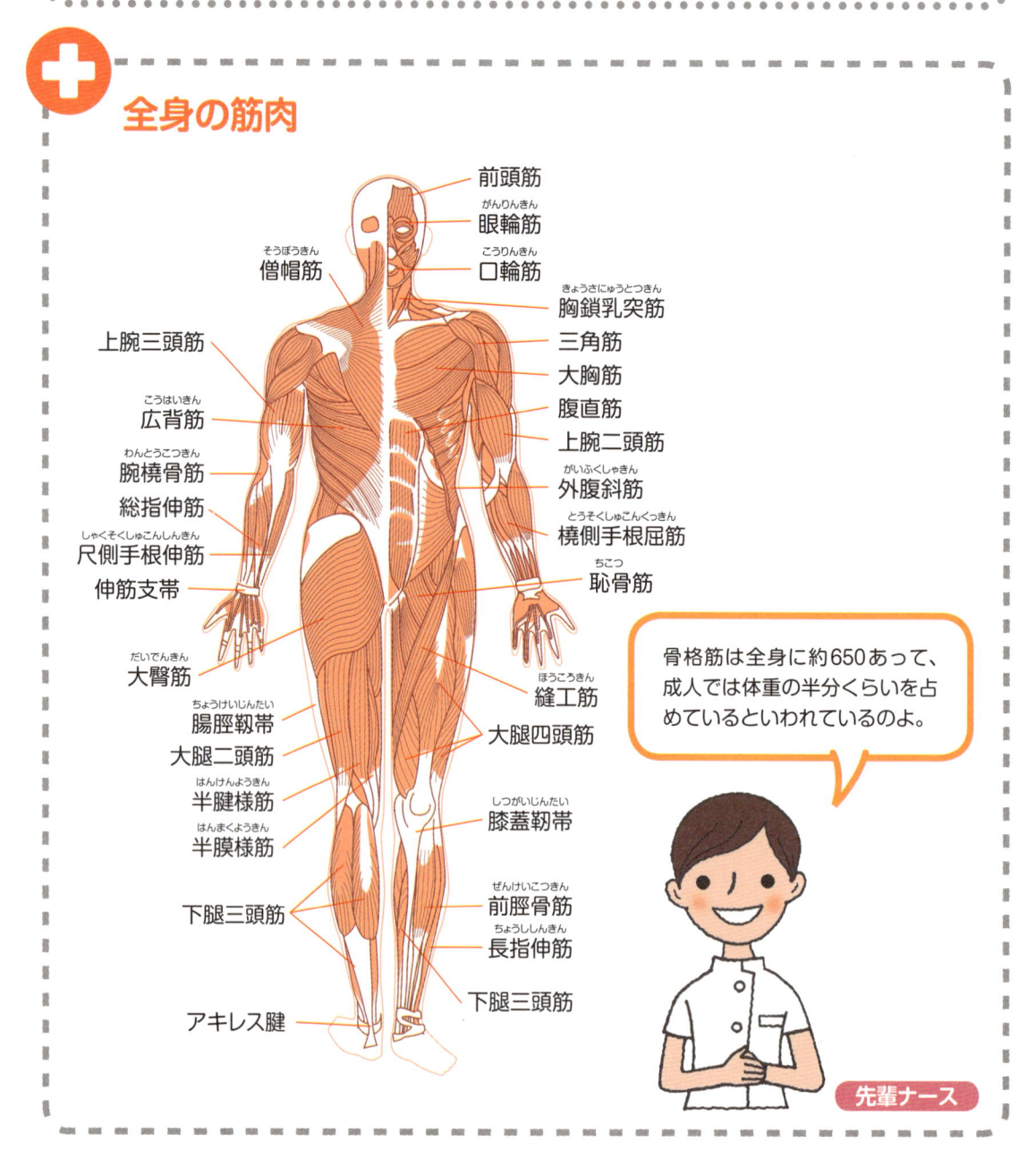

- 前頭筋
- 眼輪筋（がんりんきん）
- 僧帽筋（そうぼうきん）
- 口輪筋（こうりんきん）
- 胸鎖乳突筋（きょうさにゅうとつきん）
- 三角筋
- 大胸筋
- 上腕三頭筋
- 腹直筋
- 広背筋（こうはいきん）
- 上腕二頭筋
- 腕橈骨筋（わんとうこつきん）
- 外腹斜筋（がいふくしゃきん）
- 総指伸筋
- 橈側手根屈筋（とうそくしゅこんくっきん）
- 尺側手根伸筋（しゃくそくしゅこんしんきん）
- 恥骨筋（ちこつ）
- 伸筋支帯
- 大臀筋（だいでんきん）
- 縫工筋（ほうこうきん）
- 腸脛靱帯（ちょうけいじんたい）
- 大腿四頭筋
- 大腿二頭筋
- 半腱様筋（はんけんようきん）
- 膝蓋靱帯（しつがいじんたい）
- 半膜様筋（はんまくようきん）
- 前脛骨筋（ぜんけいこつきん）
- 下腿三頭筋
- 長指伸筋（ちょうししんきん）
- 下腿三頭筋
- アキレス腱

> 骨格筋は全身に約650あって、成人では体重の半分くらいを占めているといわれているのよ。
>
> 先輩ナース

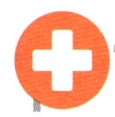

筋肉の収縮・弛緩

　骨格筋は関節を境にして2つの骨を結合させていますが、一方の筋肉が収縮し、反対側の筋肉が弛緩することで関節に動きが生じます。

▼屈曲時の主動筋、拮抗筋、協働筋

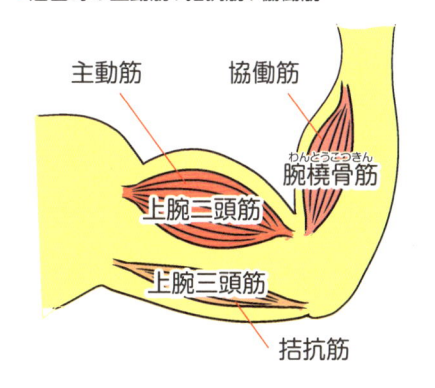

主動筋　　協働筋
腕橈骨筋（わんとうこつきん）
上腕二頭筋
上腕三頭筋
拮抗筋

▼伸展時の主動筋、拮抗筋、協働筋

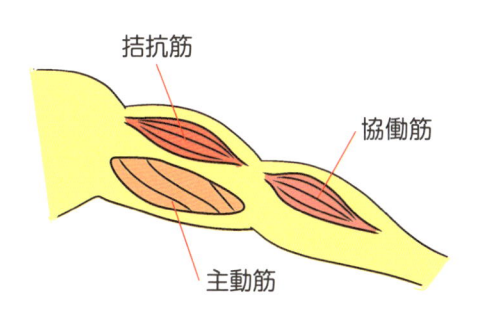

拮抗筋
協働筋
主動筋

主動筋：収縮によって関節に運動を起こす筋肉
協働筋：同じ方向に協力して働く筋肉
拮抗筋：関節を挟んで主動筋の反対側に位置して、主動筋と逆の働きをする筋肉

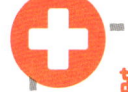

腱のしくみと役割

　コラーゲンでできた結合組織が束になった線維性の帯で、骨格筋の両端にあり、筋肉と骨をつなげています。筋肉に比べ伸縮性はありません。筋肉の収縮張力を骨に伝達する役割をしています。

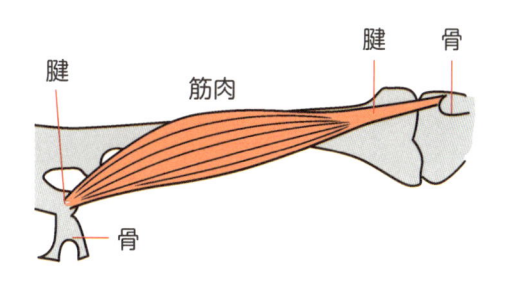

腱　　　筋肉　　　　腱　骨
骨

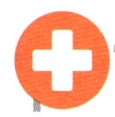

靭帯のしくみと役割

　腱と同様にコラーゲンを主成分とする線維組織で、関節を構成する骨同士が離れないようにしています。関節の動きを一定方向に制限する役割があります。

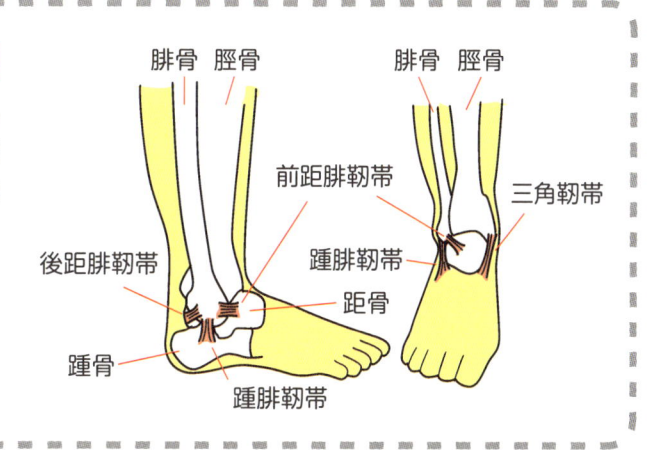

腓骨　脛骨　　　腓骨　脛骨
前距腓靭帯　　　　　　三角靭帯
後距腓靭帯　　　踵腓靭帯
　　　　　　　距骨
踵骨
踵腓靭帯

神経系の基礎知識

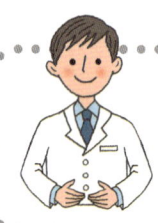 神経系は中枢神経と末梢神経に大きく分類されます。中枢神経と末梢神経との間でやり取りされる情報は、神経細胞（ニューロン）によって伝達されます。

中枢神経と末梢神経

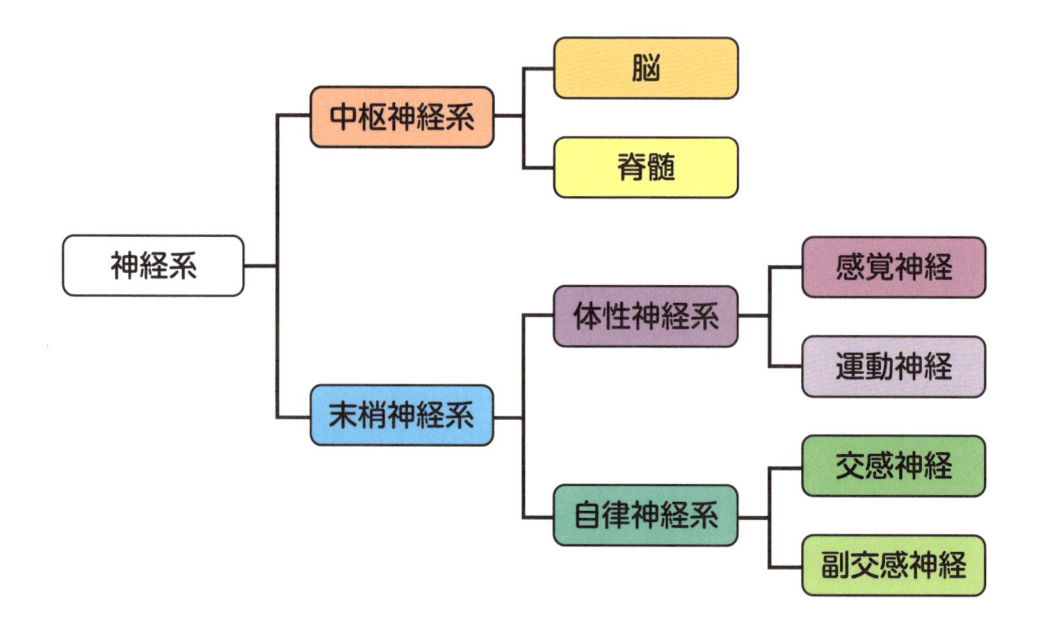

脳	：大脳、中脳、橋、延髄、小脳からなります。全身の神経から情報を得て判断し、指令を出します。
脊髄	：脳と末梢神経をつなぐ神経の伝導経路で脊髄を中継して指令・情報が伝えられます。
体性神経系	（脳神経12対、脊髄神経31対）：機能面から感覚神経と運動神経に分けられます。骨格筋は運動神経に支配されています。感覚神経は目や皮膚などの感覚器官から中枢神経に情報を伝達します。

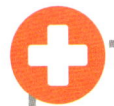

運動神経と骨格筋

筋肉の運動支配は髄節^{ずいせつ}ごとに分かれていて、複数の髄節＊が1つの筋肉を支配しています。

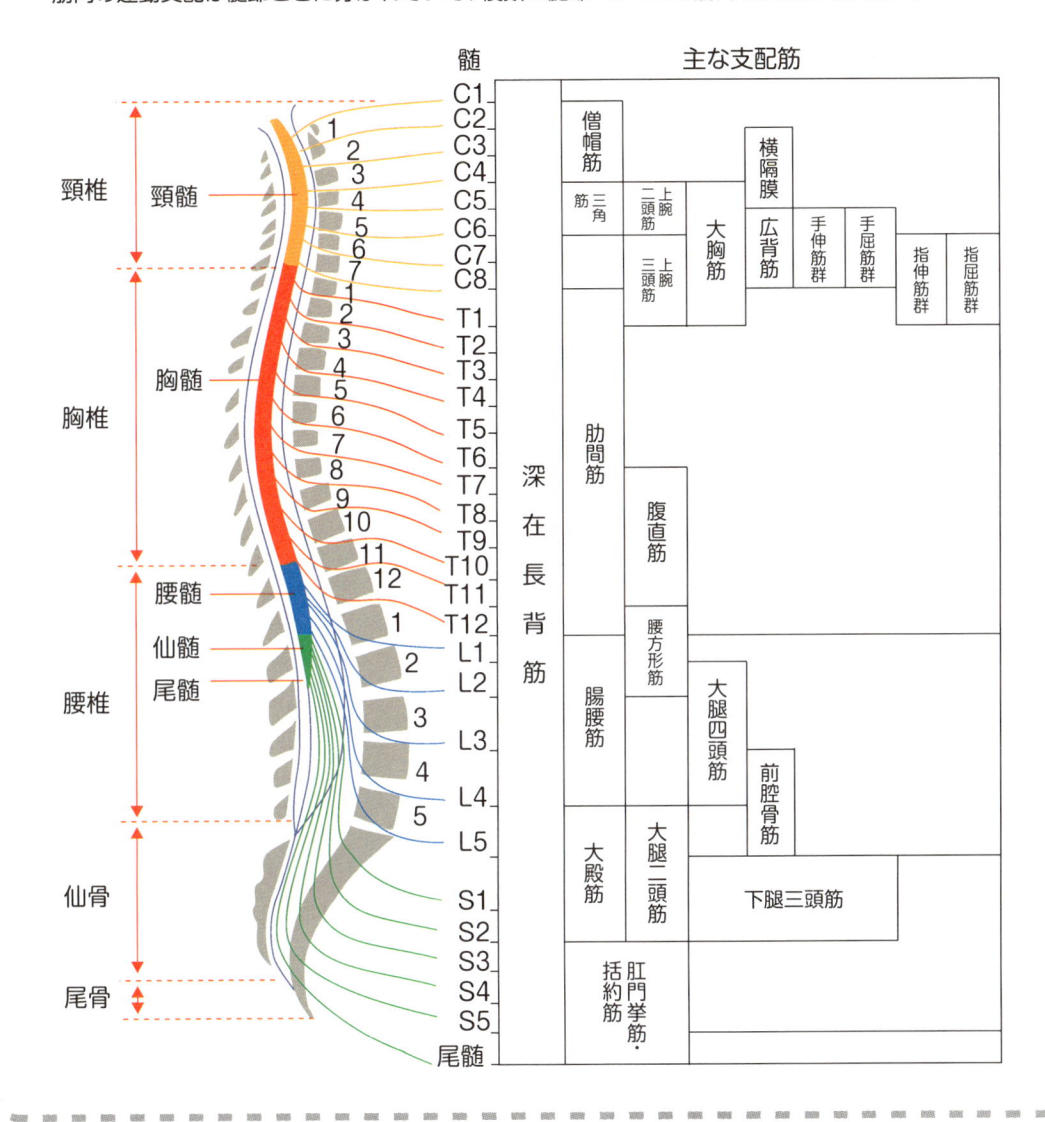

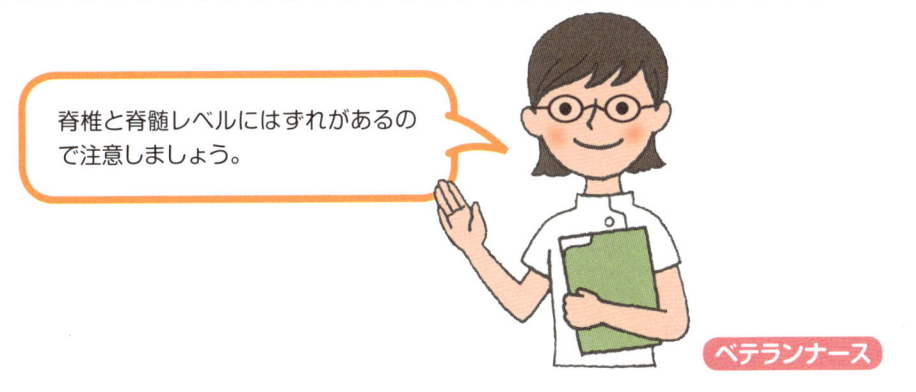

脊椎と脊髄レベルにはずれがあるので注意しましょう。

ベテランナース

＊**髄節** 脊髄は左右に末梢への枝を出していて、その枝の出ている位置から髄節という単位に分類されます。頸髄は8（C1〜C8）、胸髄は12（T1〜T12）、腰髄は5（L1〜L5）仙髄は5（S1〜S5）、尾髄に分類されます。

MEMO

chapter 2

検査の種類と
その目的

整形外科では急性期から慢性期まで様々な病態を扱います。

適切な治療を行うには正確な診断が必要です。

診断のために整形外科で行われている検査を

しっかり理解しておきましょう。

問診から診断までの流れ

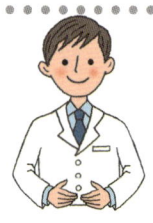
適切な治療を効率的に行うためには、的確な診断をしなければなりません。診断の手がかりとなる問診は重要です。問診時に利用される問診票のチェックは、ナースの大きな役割の1つです。また、診察室で患者さんがドクターに話しやすい雰囲気を作ることも大切です。

✚ 診療の流れとナースの対応

的確に診断するために、以下のように進めていきます。

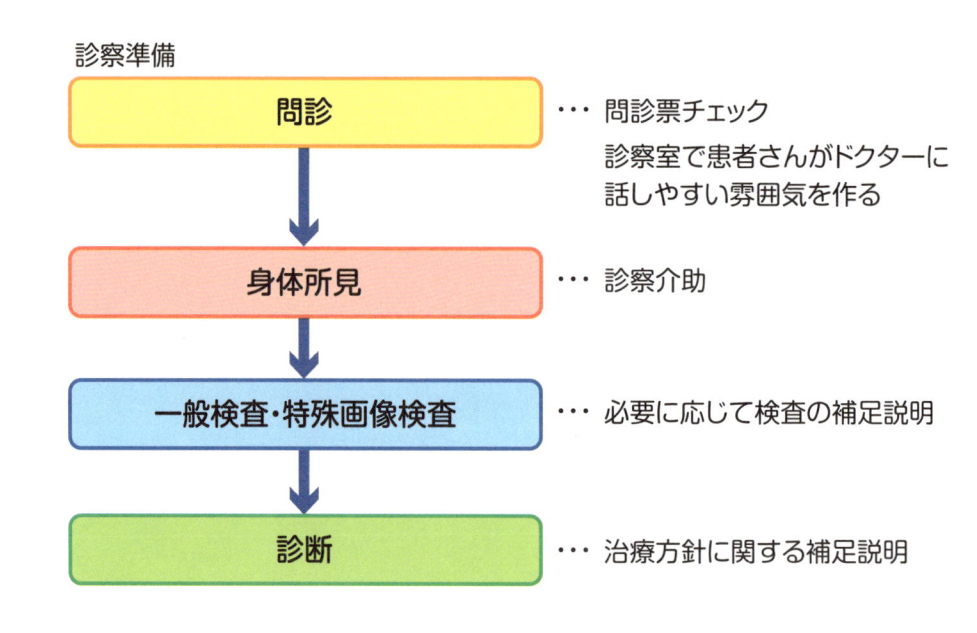

診察準備

| 問診 | ・・・ 問診票チェック
診察室で患者さんがドクターに話しやすい雰囲気を作る |

↓

| 身体所見 | ・・・ 診察介助 |

↓

| 一般検査・特殊画像検査 | ・・・ 必要に応じて検査の補足説明 |

↓

| 診断 | ・・・ 治療方針に関する補足説明 |

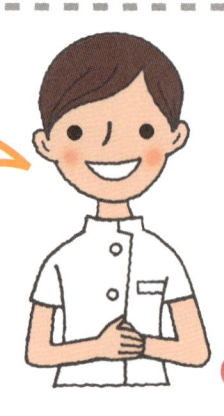

診察前の患者さんは不安だから、どんなに忙しくても思いやりをもって優しく温かく接してね。

先輩ナース

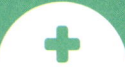

問診

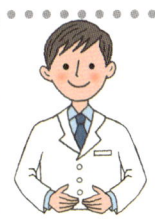

ドクターが診断の手がかりを得るために、患者さんに直接、現在の自覚症状、職業歴、既往症、家族の病歴などを聴きます。整形外科では痛みを訴えて受診されることが非常に多いです。どこがどのようにいつから痛いのかなどを詳しく聴きます。

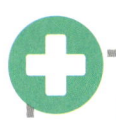 **痛みの問診ポイント**

痛みの部位、性質、強さ、経過、きっかけ、日常生活動作への支障を確認します。

●部位
「どこがいたいですか？」：患者さん本人に痛む部位を示してもらいます。

●性質
「どんな痛みですか？」：「じんじん」「ずきずき」「ちくちく」など具体的に表現してもらいます。加えて、常に痛い、安静時に痛い、夜間に痛いといったことも確認します。

●強さ
「どれくらい痛いですか？」：次のような疼痛スケールがよく使われます。

- **NRS** (Numerical Rating Scale)
  痛みを0から10の11段階に分けて表します。まったく痛みがない状態を「0」、自分が想像できる最悪の痛みを「10」として、患者さんが今感じている痛みの点数を聴く方法です。

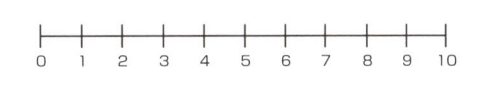

- **VAS** (Visual Analogue Scale)
  10cmの直線を引き、左端0cmの位置をまったく痛みを感じない状態、右端10cmの位置を想像できる最悪の痛みとして、患者さん自身が感じている痛みの強さに近い位置を、直線の上に印をつけてもらう方法です。

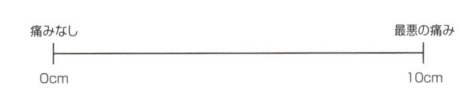

- Wong-Baker FACES Pain Rating Scale
  人の顔の表情で、痛みを推し測る方法です。子どもや高齢者に使うことが多いです。

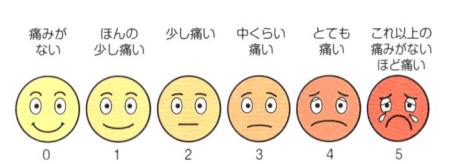

痛みはその人自身にしかわからない症状だから、疼痛スケールを使って客観的に把握することが大切なのよ。

ベテランナース

●経過

「いつから痛いですか？」

いつから始まり、どれくらい続いているのかを聴きます。また徐々に強くなってきているのか、痛みが軽減しているのかも確認します。

●痛みのきっかけ

「どんなときに痛いですか？」

立ち上がるときに痛い、歩き始めると痛い、咳をしたら痛くなったなど、痛みが発現するきっかけを聴きます。

●日常生活動作（ADL）への支障

「痛みがあってできないことはありますか？」

痛みがADLに支障をきたしているかどうかを確認し、支障になっている場合は、どんな時に支障が出るのかを詳しく聴きます。

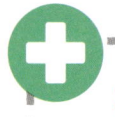

痛み以外の症状

しびれや麻痺についても忘れずに聴きましょう。

●しびれ

しびれる部位があるかどうかを確認します。

しびれがある場合は「ピリピリする」「ジンジンする」など具体的に表現をしてもらいましょう。

●麻痺

動かせない部位や動かしにくい部位があるかどうかを確認します。

患者さんの表情の変化も見逃さないように、できるだけ患者さんの顔を見て話すことを心がけてね。

先輩ナース

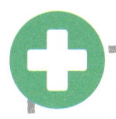

基本的な問診事項

問診では以下の項目について確認します。

●既往歴

- ・骨折の既往（部位、治療内容）
- ・手術やリハビリに影響する高血圧、心疾患、糖尿病、脂質異常症、甲状腺疾患、肝疾患、腎疾患、肺疾患、アレルギー性疾患、脳血管障害などの既往
- ・薬剤使用歴：ステロイド薬、免疫抑制薬、抗凝固薬など
- ・薬剤アレルギー
- ・手術歴

●職業歴

重いものを持つ、農作業、デスクワークなど仕事内容が原因となる疾患も少なくないので、患者さんの職業を確認しましょう。

●スポーツ歴

スポーツが原因となる外傷や障害もあります。

●家族歴

- ・家族の健康状態・死亡原因
- ・糖尿病、高血圧、脂質異常症、痛風などの有無
- ・関節リウマチ、骨粗鬆症、腫瘍、遺伝性疾患などの有無

●嗜好（喫煙・飲酒）

- ・喫煙者や多量飲酒者に発症しやすい疾患があります。

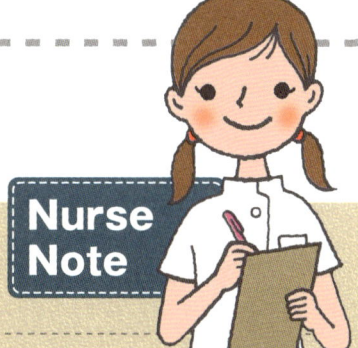

Nurse Note

問診時の対応ポイント！

- ・患者さんが話しやすい雰囲気を作りましょう。
  口調が早すぎたり、型通りの質問は冷たい印象を与えちゃいますよ。
- ・専門用語はできるだけ使わずに患者さんにわかりやすい言葉をつかいましょう。
- ・子どもや高齢者など本人が的確に症状を伝えられないときには家族や付き添いの人にも聴いてみましょう。

身体所見

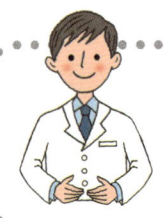

問診で得た情報をもとに、視診や触診を行って身体情報を収集します。ナースは、ドクターが手際よく診察できるように患者さんの介助を行う必要があるので、診察内容をよく理解しておきましょう。

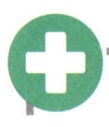 視診

　体型、歩き方、四肢や体幹の変形、左右差など患者さんの全体像を観察するとともに、訴えのある部分の腫れ、皮膚の色なども確認します。

●体型

　肥満体型はやせ型よりも関節や脊椎疾患が多くみられます。一方、やせ型は骨粗鬆症による脊椎変性や圧迫骨折が多いです。

●異常歩行

　歩き方、歩行の安定性などを観察します。

　筋力の低下や神経の麻痺などがあるなど通常歩行では見られないような、片側あるいは両側の足をひきずるように歩く異常歩行（跛行）が生じます。

　以下の表は、跛行の種類と特徴、疑われる疾患をまとめたものです。

種類	特徴	疑われる疾患
間欠性跛行 （かんけつせいはこう）	歩行開始後しばらくすると下肢に痛みやしびれが生じ歩行困難となるが、休憩すると症状は改善して歩行できるようになります。	閉塞性動脈疾患、馬尾神経障害
逃避性跛行 （とうひせいはこう）	痛みを軽減するための歩行です。	逃避性跛行で疑われる疾患としては、「痛みを伴う疾患や外傷」
硬性墜落性跛行 （こうせいついらくせいはこう）	下肢長差があり短縮側の骨盤を下降させる歩行です。	左右下肢長差が3cm以上
軟性墜落性跛行 （なんせいついらくせいはこう）	患側立脚期に対側に骨盤が下降する跛行です。	発育性股関節形成不全、中殿筋麻痺
麻痺性跛行 （まひせいはこう）	鶏歩のような歩行です。	末梢神経の麻痺
筋力低下性跛行	骨盤の健側が下降し、体幹は患側に傾きます。	中殿筋の筋力低下
痙性跛行	両足が交差し、はさみ脚歩行とも呼ばれます。	頚椎性脊髄症、中枢神経の麻痺
失調性跛行	千鳥足のような不安定な歩行です。	主に小脳の障害による運動機能低下

●姿勢の異常

腰椎前弯、胸椎後弯、骨盤前傾などの不良姿勢、側弯症、円背・亀背といった加齢による変形などの有無を確認します。特に高齢者は、骨粗鬆症に起因する脊椎圧迫骨折によって胸腰椎後弯変形などがよくみられます。重度の骨粗鬆症を持つ場合は、明らかな外傷がなくても脊椎圧迫骨折を生じることもあるため、注意が必要です。

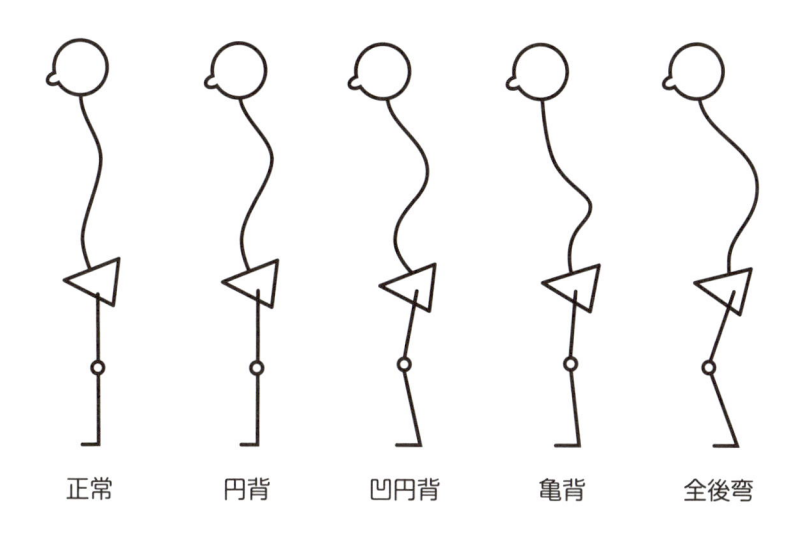

| 正常 | 円背 | 凹円背 | 亀背 | 全後弯 |

正面だけでなく側面や背面も忘れずに観察しましょう。

ベテランナース

●四肢の変形

四肢の長さ、内反足・外反足、O脚・X脚、手や足の指の変形などを確認します。

スワンネック変形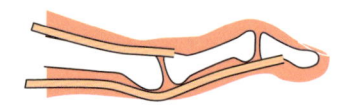

ボタン穴変形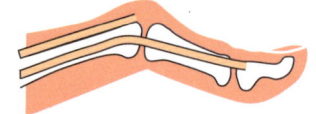

槌指（マレット指）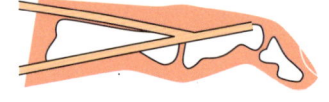

足の変形

外反母趾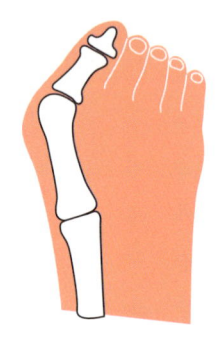

凹足 扁平足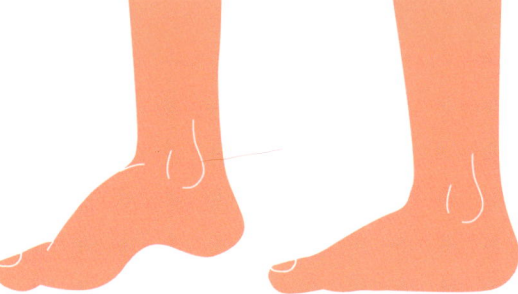

尖足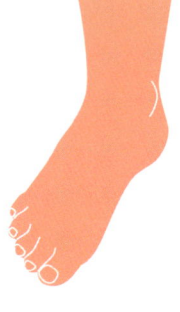

上肢の変形

内反肘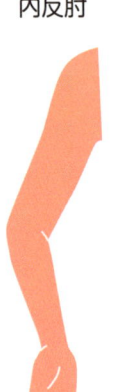

膝の変形

外反膝（X脚）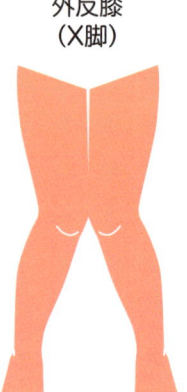

内反膝（O脚）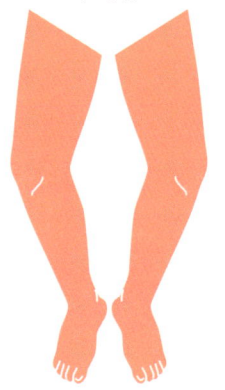

●皮膚

患部に発赤や腫脹、疼痛がないかを確認します。ある場合はその大きさ、範囲を観察します。

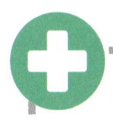

触診

　患部に直接触れて、痛みの有無や程度、温度、筋肉、関節などの状態を確認します。患部側だけでなく健側も触知して、左右差を調べます。

●痛み
圧痛　　：局所を指で押した場合に感じる痛みです。
叩打痛：局所を叩打したときの振動によって起こる痛みです。四肢の骨折では離れたところを叩打しても骨折部位に痛みが生じます。

●温度
　炎症があると、発赤や熱感があります。熱感や腫脹があるかどうかを確認します。
　下肢動脈疾患があると、患肢末梢動脈の拍動が感知できませんし、冷感があります。

●筋肉
　正常な筋肉は安静時でも軽度の緊張がみられ、筋肉を他動的に動かすと一定の抵抗がみられます。
　末梢神経の麻痺があると、緊張が低下して軟らかく、萎縮がみられます。

●骨
　骨の弯曲、肥厚、隆起、欠損などがなく、形状が正常かどうかを確認します。

●関節
　関節の位置が正しいか、また熱感、発赤、腫脹などの炎症所見の有無を確認します。関節に炎症が起こると水腫が生じることがあります。関節水腫は組織の腫脹とは違い、関節包内に関節液が貯留した状態で、触診すると液体の波動がわかります。

　一方の手で膝の上部を膝のお皿に向かって押さえ、もう一方の手で膝のお皿を上から軽く押します。何か入っているような異物感があれば、水（関節液）や血液が貯まっている可能性があります。

▼膝関節水腫の触診方法

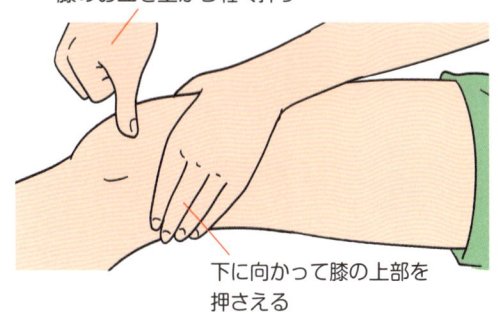

膝のお皿を上から軽く押す

下に向かって膝の上部を押さえる

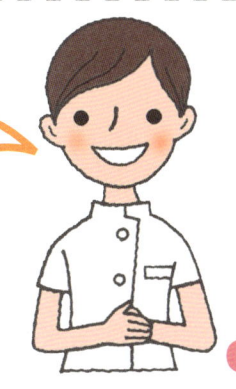

触っただけで痛いこともあるので触診は慎重に行いましょう。
冷たい手で触れないなどの配慮も大切よ。

先輩ナース

計測とテスト

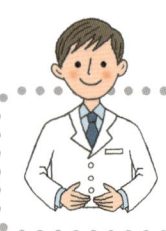

患者さんの体格や疾病の状態などを把握するために、計器を用いて測定したり、徒手で筋肉や神経などの機能を評価します。

➕ 身体の計測

巻き尺を用いて四肢の長さや周囲径を測り、左右を比較することで疾患や障害の程度を把握します。

▼身体の主な計測部位

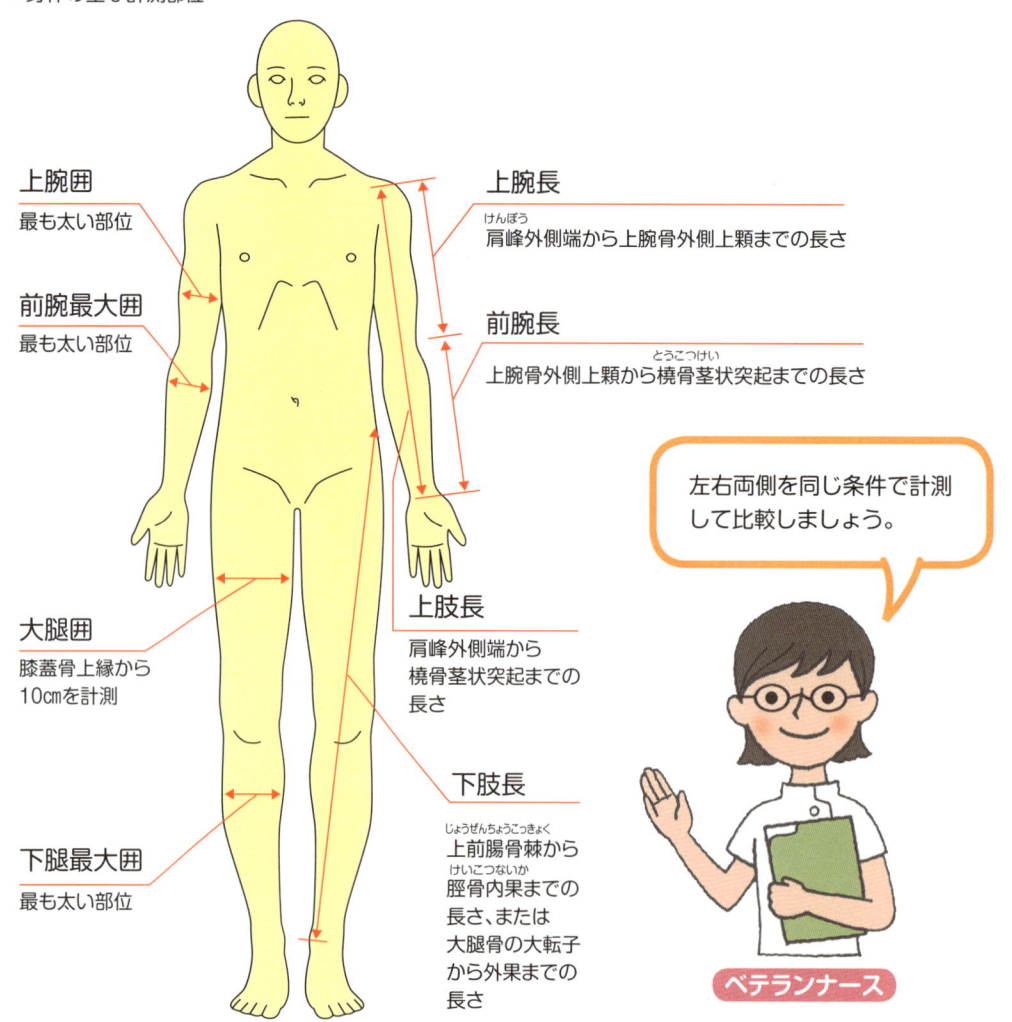

上腕囲
最も太い部位

前腕最大囲
最も太い部位

大腿囲
膝蓋骨上縁から10cmを計測

下腿最大囲
最も太い部位

上腕長
けんぽう
肩峰外側端から上腕骨外側上顆までの長さ

前腕長
とうこつけい
上腕骨外側上顆から橈骨茎状突起までの長さ

上肢長
肩峰外側端から橈骨茎状突起までの長さ

下肢長
じょうぜんちょうこつきょく
上前腸骨棘から
けいこつないか
脛骨内果までの長さ、または大腿骨の大転子から外果までの長さ

左右両側を同じ条件で計測して比較しましょう。

ベテランナース

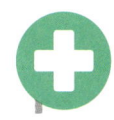

ROM（関節可動域）の測定

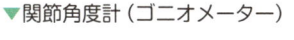

▼関節角度計（ゴニオメーター）

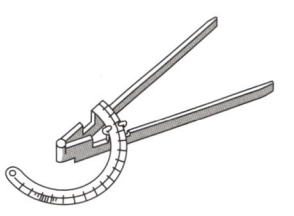

　ROMは肩・肘・股・膝などの関節を最大限に動かせる範囲のことで、関節角度計（ゴニオメーター）を用いて測定します。自然に立っている状態で体幹や四肢のとる肢位を解剖学的肢位0°とし、関節角度計を用いて関節の運動範囲を5°刻みで測ります。ROMは肥満の程度、年齢、関節構造などによって個人差があり、絶対値は定められていません。

●代表的な関節可動域

- ・膝の屈曲：0-125°
- ・足首の底屈：0-50°
- ・背屈：0-20°
- ・肘の屈曲：0-160°
- ・手首の屈曲：0-90°
- ・伸展：0-70°

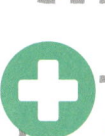

筋力テスト

握力や徒手筋テストが用いられています。

●握力

上肢の筋力低下レベルを把握するために、握手して確認したり、握力計を用いて調べます。

●徒手筋力テスト（MMT）

　個々の筋肉で筋力が低下しているかどうかを徒手的に評価する検査法です。MMTは日常生活動作を介助なしに行えるかどうかの評価や、神経障害の部位を知るためなどにも行われます。

▼肘関節の徒手筋力テスト

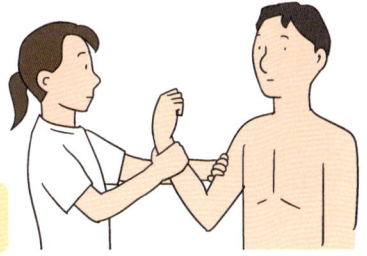

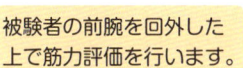

被験者の前腕を回外した上で筋力評価を行います。

▼判定基準

5	Normal	強い抵抗を加えても、運動域全体にわたって動かせる。
4	Good	抵抗を加えても、運動域全体にわたって動かせる。
3	Fair	抵抗を加えなければ重力に抗して、運動域全体にわたって動かせる。
2	Poor	重力を除去すれば、運動域全体にわたって動かせる。
1	Trace	筋の収縮がわずかに確認されるだけで、関節運動は起こらない。
0	Zero	筋の収縮はまったくみられない。

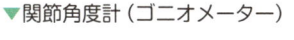

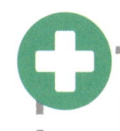
感覚機能検査

脊髄や末梢神経に生じる感覚障害を調べます。

●表在感覚
触圧覚：小さな筆や綿棒などで軽く皮膚に触れて感じるかどうかを調べます。
痛覚　：安全ピンや針などの先で皮膚を軽く刺激、痛みを感じる程度を調べます。
温度覚：温水（40～50℃）や冷水（5～10℃）を入れた試験管をそれぞれ皮膚に当てて、温かく感じる
　　　　か、冷たく感じるかを調べます。

●深部感覚
振動覚：C音叉を振動させて、振動を感じる程度を調べます。
位置覚・運動覚：目を閉じた状態で足趾を他動的に背屈、底屈させてどちらに動いたかを回答しても
　　　　らいます。
二点識別覚　：ノギスやコンパス、スピアマン式触覚計などを用いて皮膚の2点を同時に刺激し、2
　　　　点の距離がどの程度に感じるかを調べます。

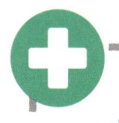
反射

ある刺激に対して無意識に起こる反応（反射）を調べることで、脊髄や末梢神経に障害があるかどうかを調べます。主な反射として腱反射、表在反射、病的反射があります。

●腱反射
正常人にもみられる基本的な反射で、打腱器で腱を叩くと瞬間的に筋肉が収縮します。下顎反射、上腕二頭筋反射、上腕三頭筋反射、橈骨筋反射、膝蓋腱反射、アキレス腱反射などがあります。

●表在反射
皮膚や粘膜を刺激して筋が収縮するかどうかを調べます。反射が起こらない場合は錐体路（すいたいろ）障害を疑います。角膜反射、腹壁反射、肛門反射などがあります。

●病的反射
正常では認められない反射で、多くは錐体路障害で出現します。バビンスキー反射、チャドック反射があります。

画像検査

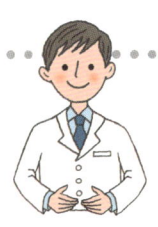

画像検査は骨や筋などの状態を把握することができます。整形外科では単純X線検査、CT（コンピュータ断層撮影）検査、MRI（核磁気共鳴断層画像）検査、エコー（超音波）検査が用いられます。

単純X線検査

X線を照射して、その透過度の差異を白黒の画像として表したものです。X線が透過しやすい空気は黒く写り、透過しにくい骨は白く写るため、骨の描写に適しています。骨や関節疾患で最も一般的に使用される画像検査です。

●検査方法

基本　：患部を立体的に把握するために正面と側面の2方向を撮影します。

頸椎　：立位または座位で正面、側面、右斜位※、左斜位、前屈位、後屈位、開口位※の7方向を撮影します。

腰椎　：仰臥位（ぎょうがい）で正面、側面、右斜位、左斜位、前屈位、後屈位の6方向を撮影します。

機能撮影：動かしたときの患部を撮影するために、屈曲位や伸展位で撮影します。

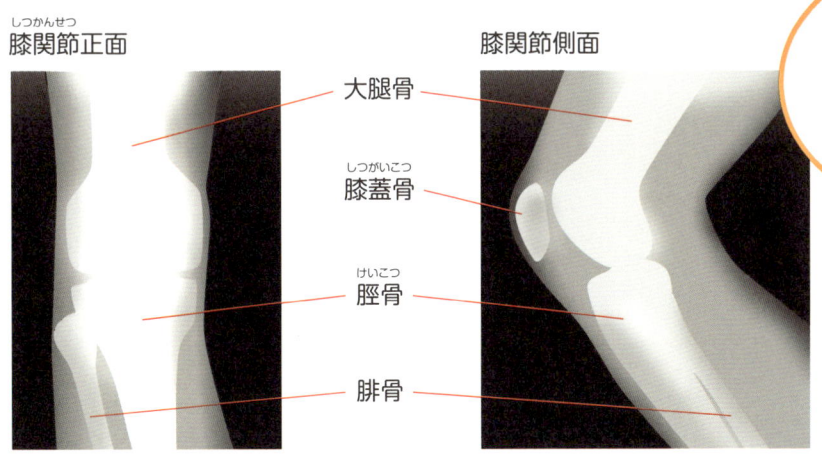

膝関節正面（しつかんせつ）

膝関節側面

大腿骨

膝蓋骨（しつがいこつ）

脛骨（けいこつ）

腓骨

女性患者さんの場合、検査前に必ず妊娠の有無を確認しておきましょうね。

ストレス撮影：徒手または器具で屈曲、内反、外反、引き出しなどの負荷を加えて撮影します。

※斜位撮影：正面像と側面像の中間くらいの角度でフイルムに対して斜め45°くらいから撮影します。

※上部頸椎が後頭骨、下顎骨に重なるため、開口位でも撮影します。

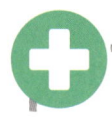

CT検査

　X線を多方向から照射し、集められたデータをコンピュータで画像に再構成する検査です。脊椎や関節など構造が複雑な部位に適しています。3D-CTでは立体画像を作成することができます。

　部位によって異なりますが、5〜15分くらいで検査はできます。放射線被爆量は単純X線検査の数倍になります。女性患者さんには事前に妊娠の有無を確認しておきましょう。

▼3D-CT画像

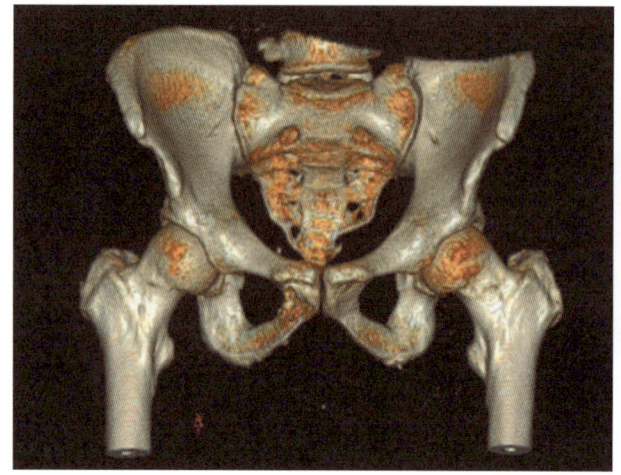
by Bjoertvedt

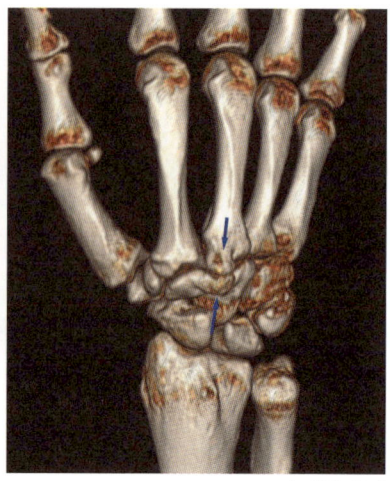
by Hellerhoff

造影剤を注入してCTを施行し、造影剤の広がりから病巣を特定するCTミエログラフィーという検査もあるのよ。

ベテランナース

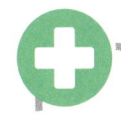

MRI検査

　強い磁気と電磁波を利用して人体の断層像を得ることができる検査です。放射線を用いないため、被爆の心配はありません。体のほとんどの部位の検査が可能です。特に、脳・脊髄、関節の診断に優れています。検査時間は30分程度です。TI強調像とT2強調像の2つの画像が得られます。

▼MRI検査装置

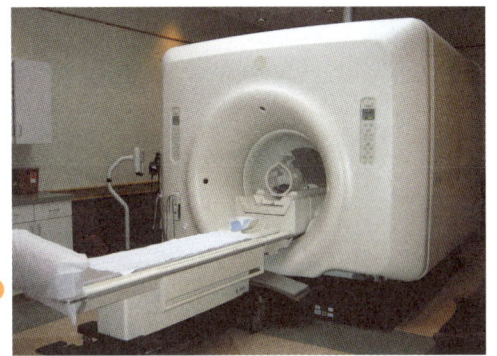

by liz west

> 強力な磁石でできた筒状の機械に仰向けの状態で入ります。

●検査時の注意事項

- ・大きな磁石の中に入るので心臓ペースメーカーを埋め込んだ方や、血管クリップが入っている方はMRI検査はできません。
- ・ベルト、時計、ネックレスなどの金属や磁気カードを身に着けたまま検査はできませんし、医療従事者も持ち込んではいけません。
- ・入れ墨やラメのアイシャドーを使用している場合、金属粉末混入の影響で検査ができないことがあります。
- ・断続音のする狭い機械の中にとどまらなければいけないため、閉所恐怖症かどうかを確認しておきましょう。

●TI強調像とT2強調像

　撮影条件をTI（縦緩和時定数）強調像とT2（横緩和時定数）強調像が得られます。

　水はTI強調像では黒く、T2強調像では白く表示されるため、組織によって濃淡が変わり、病変部の組織や状態が把握できます。

▼T1強調像　　　▼ノーマル　　　▼T2強調像

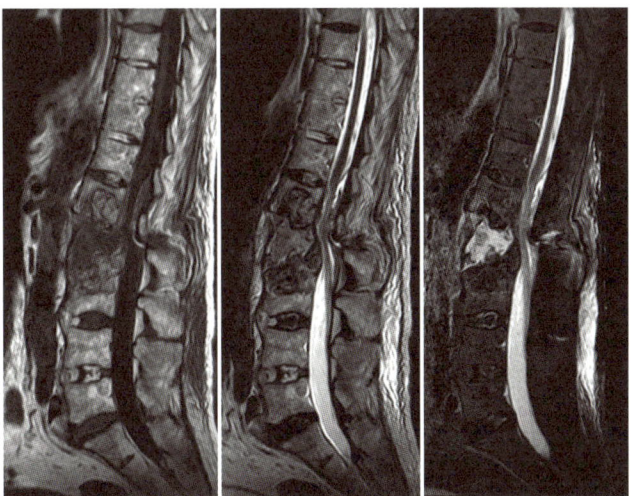

by Hellerhoff

●MRIが適している病変

　軟骨、半月板、軟部組織の損傷。椎間板ヘルニア、脊柱管狭窄症、破壊性脊椎関節症、外傷、骨腫瘍、軟部腫瘤など。

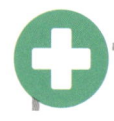

エコー検査

　皮膚に当てた超音波が体内から反射してくる音波を画像で表示することによって、形態などを調べる検査です。

　被爆のない低侵襲の検査で、リアルタイムの画像を見ることができます。小型の検査機器なので、診察室やベッドサイドでも使えます。

　画像の再構成の方法によっては、立体画像（3Dエコー）を作成することもできます。

●検査方法

　検査部位に専用のゼリーやクリームを塗り、プローブを当てて、モニターで画像を観察します。

　超音波検査では液体は無エコーに、脂肪や筋肉は中等度のエコーに、骨は強いエコーを示します。

▼画像解説

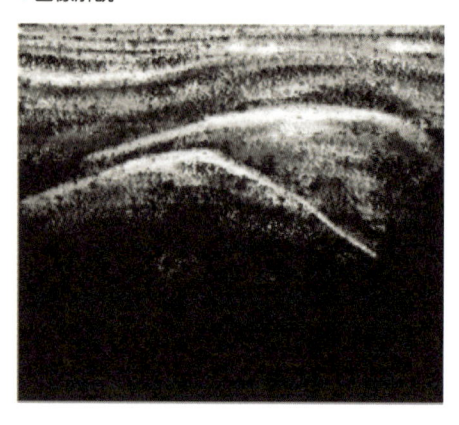
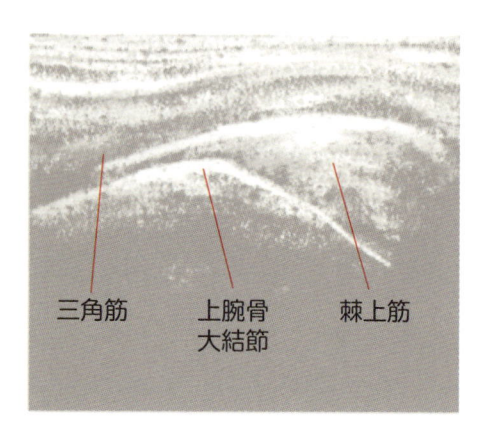

三角筋　　上腕骨大結節　　棘上筋

●エコーが適している病変

・筋肉、腱、関節包などの軟部組織
・血腫、筋断裂などの軟部外傷
・軟部腫瘍

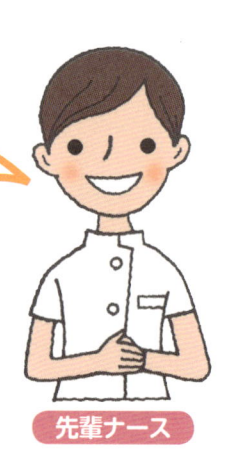

検査後は検査のために塗ったゼリーやクリームをおしぼりなどでしっかりふき取りましょう。

先輩ナース

造影検査

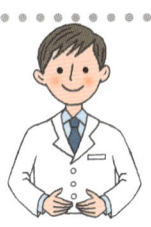

　　　単純X線検査で十分な画像が得にくい関節腔、脊髄腔、椎間板などでは造影剤や空気を注入する造影X線検査が行われることがあります。最近はMRIなどの非侵襲的検査が飛躍的に発展しているため、造影検査の適応は減少しています。ヨード造影剤を使用する場合は、ヨードアレルギーに対する問診を行います。

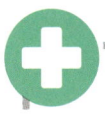

関節造影

　単純X線検査では得られない関節腔の形、関節内の軟骨、軟部組織の病変、滑膜などの情報を得ることができます。空気を注入する空気関節造影、水溶性ヨードなどの造影剤を注入する陽性関節造影、空気と造影剤の両方を注入する二重造影があります。

穿刺部位からの感染に十分に注意しなければいけません。検査器具の消毒はもちろんのこと、検査当日の入浴やシャワーを避けるように患者さんに指導します。

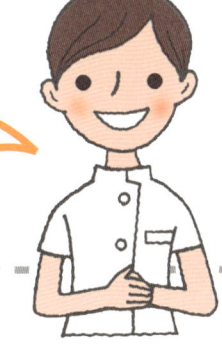

先輩ナース

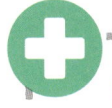

脊髄造影（ミエログラフィー）

　脊柱管の圧迫や、狭窄部位、腫瘍などの外科治療が必要な疾患について調べます。
　くも膜下腔に水溶性ヨードを注入して前後屈位や側屈位で撮影します。造影剤の流れに異常がみられる場合は、どこで滞っているのかを特定し、狭窄や閉塞の部位を見極めます。
　CTを組み合わせたCTミエログラフィーも行われます。

●検査時の注意点

・造影剤の頭蓋内への流入を予防するために、検査後は8時間程度床上安静、軽度頭部挙上（15°程度）にします。
・検査後の痙攣などに備えて輸液路を確保し、痙攣が起きた場合は鎮静薬・抗不安薬を投与します。
・検査翌日に、針穴からの髄液漏出による低髄液圧によって、頭痛が生じることがあります。その場合は安静・水分補給（点滴）・鎮痛薬投与で対応します。

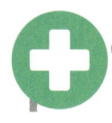

神経根造影

　障害のある神経根を同定し、神経の走行を評価する検査です。X線透視検査台に仰臥位や半伏臥位で実施します。感染を防ぐために皮膚を消毒した後に局所麻酔を行い、X線透視下で神経根に造影剤を注入します。検査時間は10分程度です。

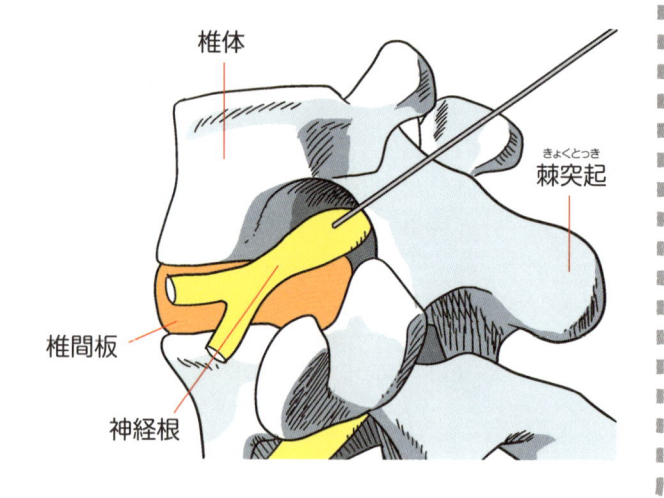

椎体

きょくとっき
棘突起

椎間板

神経根

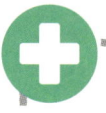

椎間板造影（ディスコグラフィー）

　椎間板に造影剤を注入し、椎間板ヘルニアの有無を調べます。造影剤の注入で痛みが誘発されることで病変を確認できます。

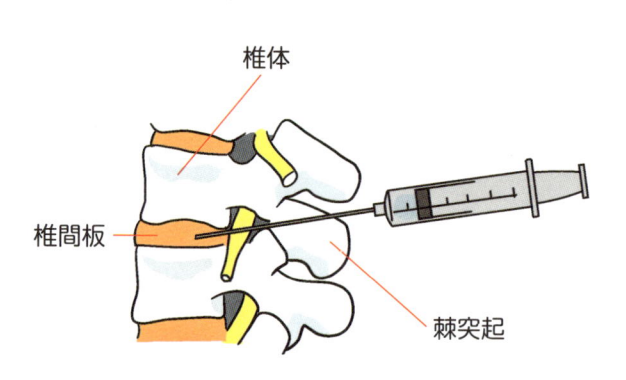

椎体

椎間板

棘突起

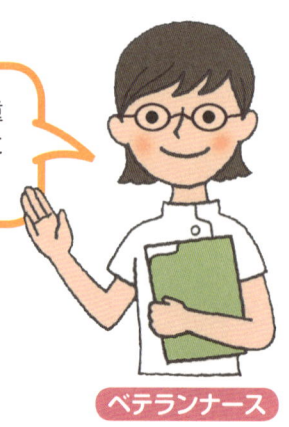

造影剤の注入により腰や下肢に痛みや重だるさが出るかもしれないことを事前に患者さんに説明しておきましょう。

ベテランナース

骨シンチグラフィー

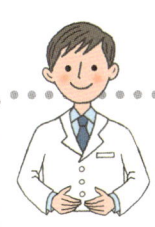

放射性同位元素（ラジオアイソトープ：RI）を含んだ薬剤を血管内に注入して、全身の骨に集まった放射能の集積度を画像化する検査です。

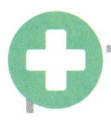 ## 骨シンチグラフィーとは

　骨シンチグラフィーで使用されるテクネシウムは、骨腫瘍、骨折、炎症部位に強く集積するため、その部分が強く映し出されます。

●検査時の注意事項

- ・撮影自体は30分から1時間くらいですが、注射から検査終了まで合わせると3時間程度かかることを事前に説明しておきましょう。
- ・仰臥位で行い、カメラが目の前まで近づいてきます。
- ・検査で使用される薬剤の放射線量は極めて微量で、被体内に注入しても悪影響はありません。
- ・曝線量は、単純X線検査よりは多いですが、腹部全体のCT検査よりは少なく、3〜6mSvと報告されています。
- ・膀胱に尿が貯まっていると影響しますから、検査前に排尿を済ませておくように注意します。
- ・アクセサリーやベルトなど金属類は外すように指導しましょう。

●骨シンチグラフィー像

◀骨シンチグラム　肺癌骨移転

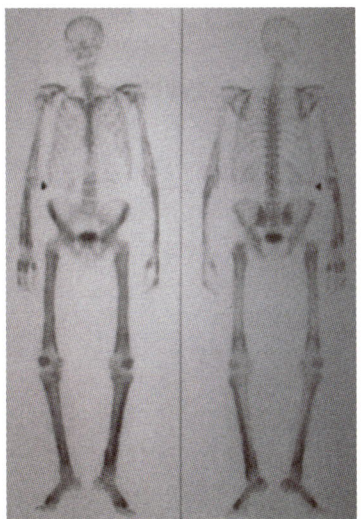

by Drahreg01

前面像　　　　　後面像

筋電図

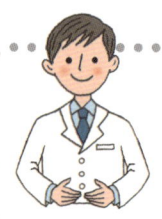

筋肉はわずかな収縮でも電気活性を生じます。筋電図は筋肉が収縮する際の活動電位の変化を測定する検査で、運動機能障害の有無を調べます。針筋電図検査と神経伝達速度検査があります。

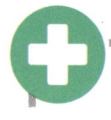 針筋電図検査

　細い電極針を筋肉に刺入し、その波形や波形の出方、持続時間を確認します。筋肉が動くときの反応を確認するため、患者さんに筋肉に力を入れてもらったり、抜いてもらったりします。

　筋力の低下や筋委縮が、筋肉そのものの障害か、神経疾患によるかを判定します。検査時間は30〜60分くらいです。筋肉に直接針を刺しますので、痛みを伴います。穿刺による出血はほとんどなく、検査後は入浴も可能です。

▼針電極を筋力に刺入します。

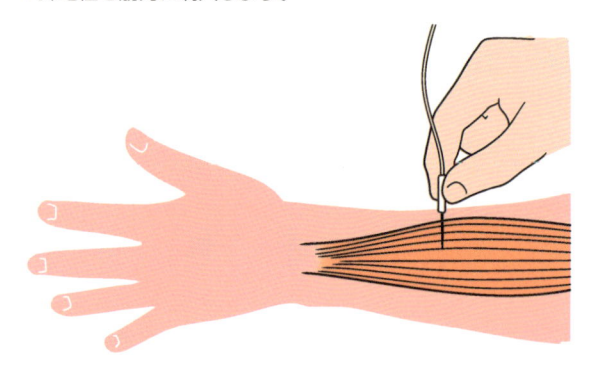

> 針電極を筋肉に刺入して、自然収縮や随意収縮により引き起こされる活動電位を記録します。

神経伝導速度検査

　神経に電気刺激を与えて、伝わる速さや反応の大きさを計測します。ピリピリ感、痛みを感じることはありますが、体には害はありません

　運動障害や知覚障害の原因が末梢神経によるものなのか、他に原因があるのかが判断できます。末梢神経に障害がある場合にはその障害部位や程度などがわかります。

　検査時間は検査内容によって異なりますが、30〜60分くらいです。

　体温により影響を受けるため、検査中は室温を21〜23℃以上に保つようにします。

その他の検査

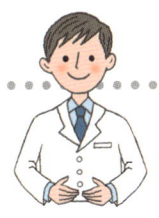

整形外科では画像検査、造影検査の他にも、正確に診断するために、疾患に合わせて様々な検査が行われています。

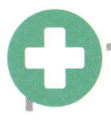

関節鏡検査

　麻酔をかけて関節の周囲に数か所小さな穴を開け、関節内に生理食塩水を入れてから細い関節鏡を挿入します。先端のカメラがとらえた関節内の映像をテレビモニターで観察します。

　膝関節だけでなく、肩関節、股関節、手関節、肘関節、足関節などでも行われています。

　関節鏡で観察しながら手術を行うこともできます（関節鏡下手術）。

●検査時の注意事項

・完全な無菌状態で行わなければいけません。

・関節内に生理食塩水を注入するため、検査後皮下水腫の状態になることが多いです。腫れは数時間で引きますが、痛みの原因となるため脚を挙上しておきます。

▼関節鏡の挿入

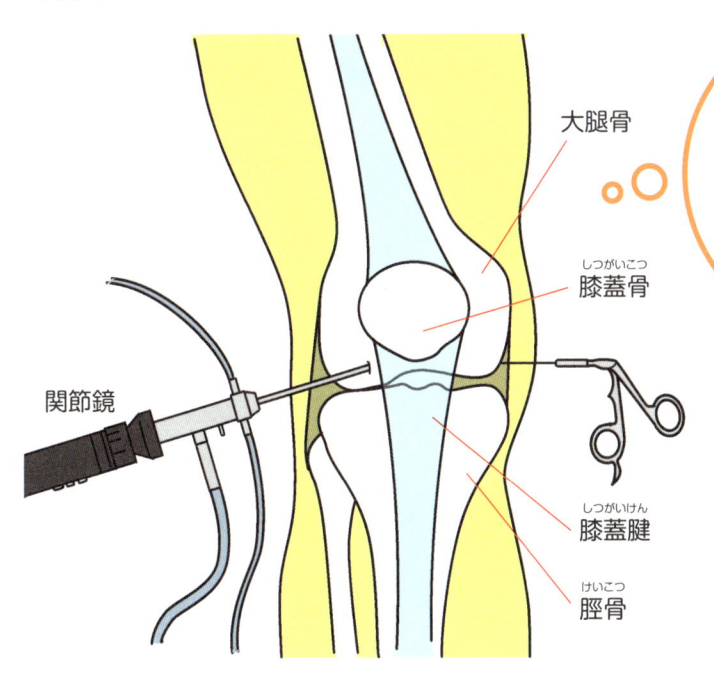

大腿骨

膝蓋骨
しつがいこつ

関節鏡

膝蓋腱
しつがいけん

脛骨
けいこつ

> 検査後は生理食塩水を排出して切開創を縫合します。検査そのものは15分程度ですが、消毒や後処理で前後30分くらいかかります。

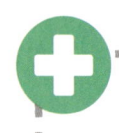

関節液検査

　関節穿刺(せんし)をして関節液を採取して、関節液の透明度、混濁度、色調、粘度、成分などから関節内の炎症、出血、骨折、損傷などの可能性を調べます。

●検査時の注意事項

・穿刺は無菌状態で行うように十分に注意します。
・穿刺後はしばらく関節を安静にします。
・検査当日は運動や入浴を禁じます。

▼膝関節の穿刺

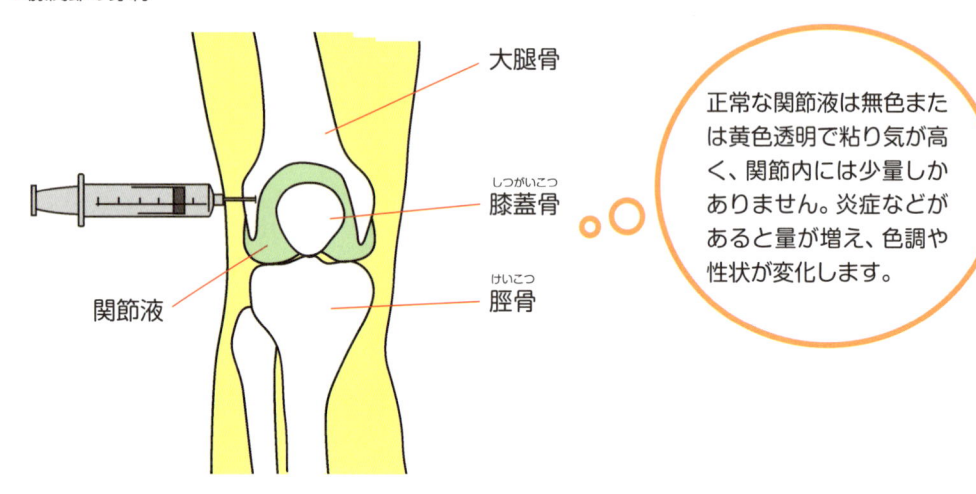

大腿骨

膝蓋骨(しつがいこつ)

脛骨(けいこつ)

関節液

正常な関節液は無色または黄色透明で粘り気が高く、関節内には少量しかありません。炎症などがあると量が増え、色調や性状が変化します。

▼関節液の診断

検査項目	基準値	異常な場合
色	黄色透明	褐色：結節性滑膜炎など。黄緑色：化膿性関節炎
混濁度	清澄	軽い混濁：関節リウマチ。膿様：化膿性関節炎
粘稠度	高	低：関節リウマチ
白血球数（mm³）	200未満	5000〜75000：関節リウマチ。50000以上：化膿性関節炎
ブドウ糖（mg/dL）	血液に近似	血液より低：関節リウマチ。血液より著しく低：化膿性関節炎

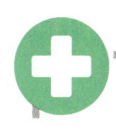
骨密度検査

　骨密度は骨がもろくなっているかどうかを知る指標の1つです。X線を使って骨の量を測定し、若い人の平均値（YAM）を100%とした時に自分の骨の量が何%かで示されます。

　骨密度測定方法にはDXA法（デキサ法：二重エネルギーX線吸収測定法）、pQCT法（末梢骨定量的CT法）、QUS法（定量的超音波法）、MD法（マイクロデンシトメトリー法）などがあります。

▼主な骨密度検査

測定法	測定部位	特徴
DXA法	腰椎、橈骨、大腿骨頸部、踵骨、全身	X線を利用、精度が高い。最も普及している測定法です。
pQCT法	橈骨、踵骨	X線を利用しているが、低被爆量。硬い骨皮質と海綿状の海綿骨を分けて測定することができます。
QUS法	踵骨	簡易に測定できる。集団検診やスクリーニングに適しています。超音波を利用するため被爆がありません。
MD法	手	指標となるアルミニウム板と手を同時にX線で撮影して測定します。低被爆で簡便だが、感度は低いです。

▼DXA法　　　　▼MD法　　　　▼QUS法

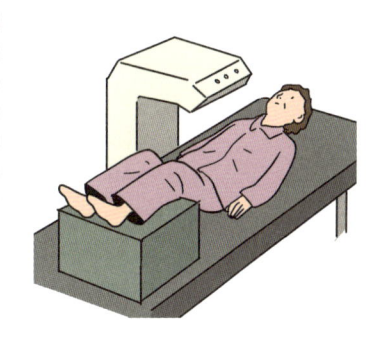 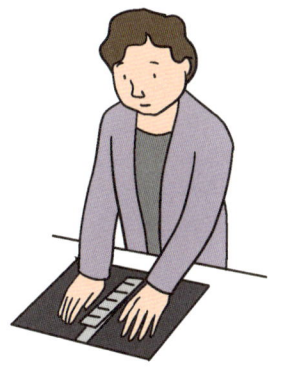 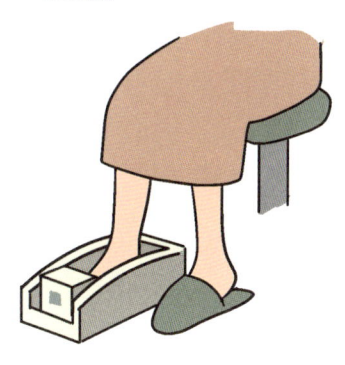

多くの自治体で骨粗鬆症検診が実施されるようになって骨密度が測定されているから、患者さんの関心も高くなっているわね。

ベテランナース

column

整形外科で行う血液検査

　整形外科でも必要に応じて血液検査を行います。関節リウマチや痛風などの疑いがある場合には血液検査は欠かせませんし、炎症反応を調べることもあります。また、骨の状態を詳しく調べるために骨代謝マーカーを測定することもあります。さらに内科疾患による痛みと鑑別するために血液検査を行うこともあります。

- **CRP**：炎症マーカーの1つで、体のどこかに炎症があると高くなります。CRPが高いだけでは疾患を特定することはできません。関節リウマチの活動性が高い場合も高値を示します。
- **血沈（ESR）**：赤血球沈降速度のことです。急性、慢性の各種感染病や癌、関節リウマチなどでは速くなります。
- **リウマトイド因子（RF）**：自己抗体の1つです。関節リウマチ患者さんの約80％は陽性ですが、関節リウマチではない人でも陽性となることもあるため、RFが陽性というだけでは関節リウマチと診断できません。
- **抗CCP抗体**：リウマチ因子よりも正確にリウマチの発症を予測できる検査です。早期リウマチに対する診断確定度も高いため、陽性であれば関節リウマチの可能性は高くなります。
- **尿酸値**：痛風の原因である尿酸の血液中の濃度です。男女ともに7.0mg/dLまでは基準値内です。これを超えると異常で、**高尿酸血症**と呼ばれます。
- **骨代謝マーカー**：骨代謝マーカーには、骨形成マーカー（血清BAP（骨型アルカリフォスファターゼ）など）と骨吸収マーカー（血清NTX（I 型コラーゲン架橋N-テロペプチド）など）があります。骨吸収マーカーが亢進していることを示すことで，骨粗鬆症治療の必要性の理解度が高まるため，骨形成マーカーよりも骨吸収マーカーの測定が優先されます。

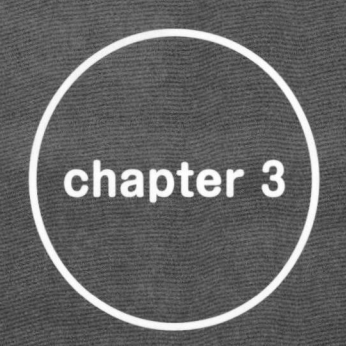

chapter 3

腰痛を伴う疾患とケア

整形外科を受診する患者さんの訴えで一番多いのが腰痛です。

腰痛といっても病態は様々です。

腰痛を伴う代表的な疾患の

症状、原因、治療法について把握しましょう。

腰椎椎間板ヘルニア

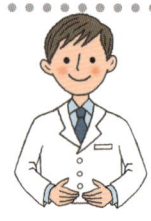
20〜40歳代の活動性の高い男性に多くみられる疾患です。第4腰椎と第5腰椎間 (L4/L5)、第5腰椎と仙椎間 (L5/S) によく発症します。最近の研究で8〜9割の患者さんは椎間板ヘルニアになっても、2、3ヵ月以内に自然消滅することがわかっています。

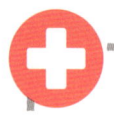 症状

腰椎椎間板ヘルニアには以下の症状がみられます。

- 腰や臀部の痛み：重い物を持ったり、前かがみになると痛みが強まります。通常は体動時に痛くなりますが、安静時痛が起こることもあります。
- 下肢にしびれや痛みが放散する坐骨神経痛が現れます。
- 足に力が入りづらく、足首が上がりにくくなるため、わずかな段差でもつまずきやすくなります。
- 疼痛性側弯（とうつうせいそくわん）：痛みを軽減させるために姿勢が傾きます。
- 疼痛性跛行（とうつうせいはこう）：腰に手を当ててかばったり、体をかがめて片側の膝を曲げて歩いたりします。
- 馬尾神経が圧迫されると頻尿、残尿感、尿漏れ、便秘といった膀胱直腸障害を生じることがあります。

「ヘルニア」はあるべき場所から逸脱した状態のことを言うのよ。椎間板以外にもヘルニアが付いた病名はいろいろあるわ。

ベテランナース

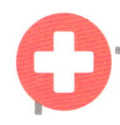

原因

　椎間板の一部が出てきて神経を圧迫するため症状が出ます。加齢に伴う椎間板の老化によって生じますが、急に重い物を持ち上げたり、中腰といった日常生活の動作や、激しいスポーツ等による腰への負担がきっかけとなることもあります。

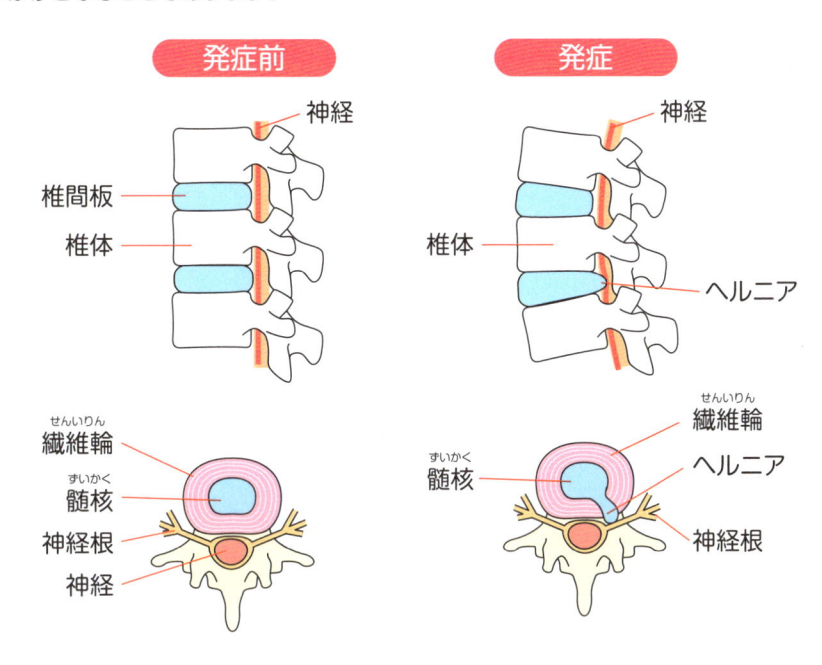

発症前

発症

神経

椎間板

椎体

神経

椎体

ヘルニア

せんいりん
繊維輪

ずいかく
髄核

神経根

神経

せんいりん
繊維輪

ヘルニア

ずいかく
髄核

神経根

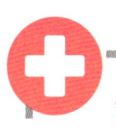

診断

　下肢伸展挙上テストや大腿神経伸展テストで、ヘルニアの疑いがみられるかどうかをまず確認します。そしてMRI検査などで診断を確定します。ただし、MRI画像で椎間板が突出していても、症状がなければ問題がないことが多いです。冒頭で説明されているように下図のL4/L5、L5/S1は第4腰椎と第5腰椎間、第5腰椎と第1仙椎間。L3/L4は第3腰椎と第4腰椎間のことです。

▼下肢伸展挙上テスト

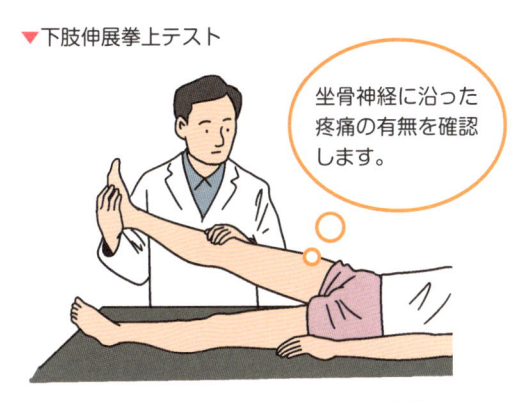

坐骨神経に沿った疼痛の有無を確認します。

L4/L5、L5/S1ヘルニアで陽性

▼大腿神経伸展挙上テスト

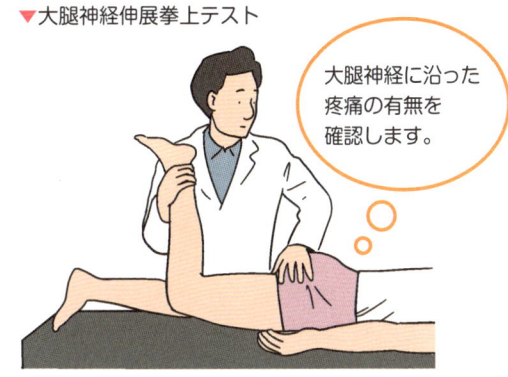

大腿神経に沿った疼痛の有無を確認します。

L3/L4ヘルニアで陽性

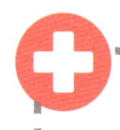

治療

　保存療法を行い、3ヵ月以上経過しても椎間板ヘルニアが消滅せず、痛みが残っている場合は手術を検討します。重い神経障害がある場合は早期の手術が勧められます。

●保存療法
　・痛みが強い急性期には、安静を心がけ、コルセットを着けます。
　・NSAID（非ステロイド性消炎鎮痛薬）の内服や坐薬、神経ブロックで痛みを和らげます。
　・痛みが軽くなったら、運動療法を始めます。

●手術療法
　内視鏡下でヘルニアを取り除く方法が主流となっています。椎間板本体は残存するため、一定の割合で再発するといわれています。

生活指導

　腰に負担をかけないように、重い物を持たないようにしたり、前屈や中腰での作業を避けます。また長時間座った姿勢を続けないようにし、腹筋・背筋を鍛える運動を習慣付けましょう。

> 運動療法は続けることが大切！毎日無理のない範囲で行うように指導しましょう。

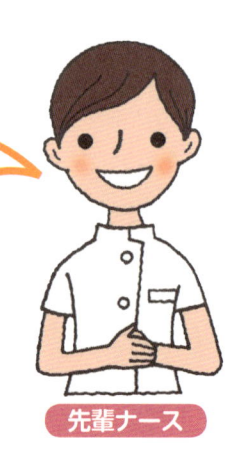

先輩ナース

腰部脊柱管狭窄症
<small>よう ぶ せき ちゅう かん きょう さく しょう</small>

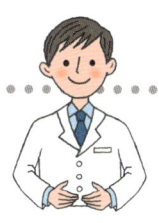

腰椎部の馬尾や神経根が脊柱管内で圧迫された病態です。中高年で発症することが多いです。

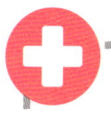

症状

下肢痛やしびれ、間欠性跛行などがみられます。

・間欠性跛行：歩くと臀部から太腿・下肢に痛みやしびれが出て歩きづらくなりますが、前かがみで休憩すると症状は軽減します。再び歩き出すと痛みやしびれが発現します。
・安静時にはほとんど症状はありません。
・進行すると、下肢の力が落ちたり、膀胱直腸障害が現れることがあります。

前かがみの姿勢では痛みやしびれが出ないので、「自転車ならいくらでも乗れる」と言う患者さんもいるのよ。

ベテランナース

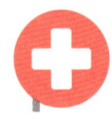

原因

　加齢、労働、あるいは脊椎の病気によって脊椎が変形したり、椎間板が膨らんだりして、神経の通る脊柱管が狭くなって、神経が圧迫を受け、神経の血流が低下すると脊柱管狭窄症を発症します。

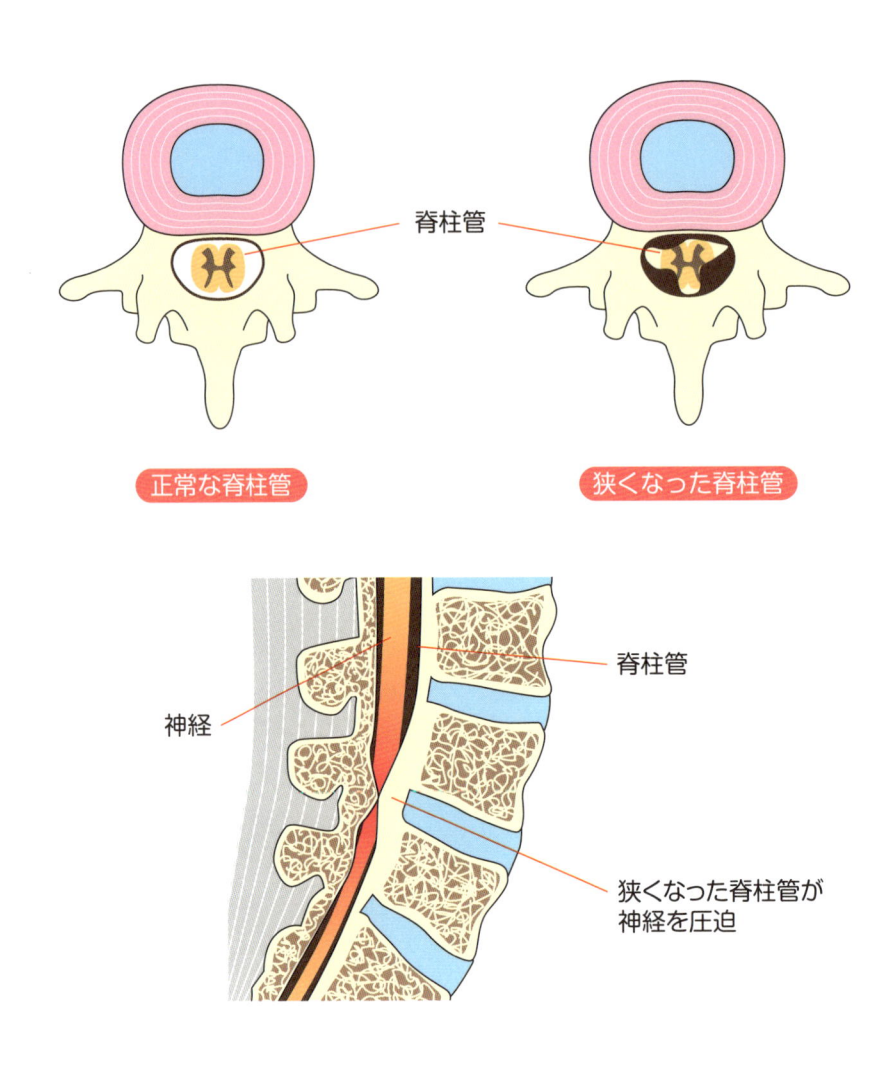

脊柱管

正常な脊柱管

狭くなった脊柱管

神経

脊柱管

狭くなった脊柱管が
神経を圧迫

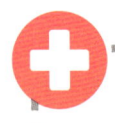

診断

・姿勢による病状の変化、間欠性跛行、腰椎の可動性、下肢神経症状、ADL（日常生活動作）などを評価します。
・単純X線検査である程度推測できますが、より詳しく診断するためにMRIなどを実施します。下肢動脈閉塞で血行障害が生じた場合にも似たような症状が起こるため、鑑別が必要です。

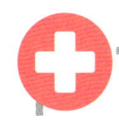

日常生活の注意点

・長時間の立位、歩行、同じ姿勢を避けます。
・神経の圧迫は腰をまっすぐに伸ばして立つと強くなり、前かがみになると和らぐので、歩く時には杖をついたり、シルバーカーを押して腰を少しかがめるように指導します。

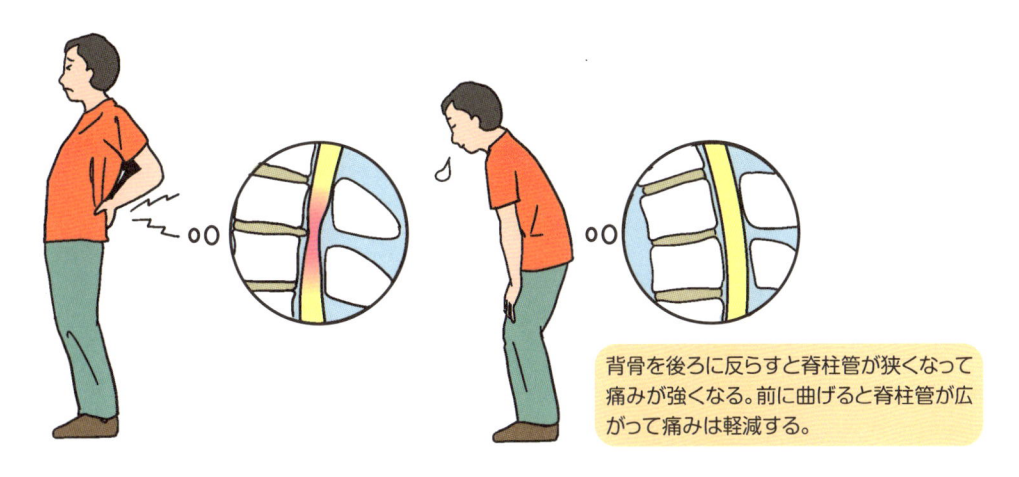

> 背骨を後ろに反らすと脊柱管が狭くなって痛みが強くなる。前に曲げると脊柱管が広がって痛みは軽減する。

> 安静にしすぎると筋肉が弱くなって症状が悪化するので、無理のない範囲で体を動かすように指導しましょう。

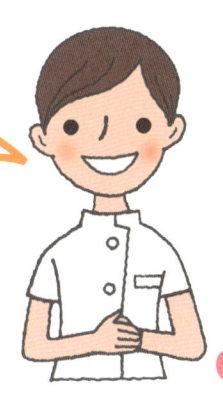

先輩ナース

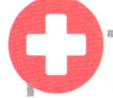

治療

まず、保存療法を行います。効果がなければ手術を検討します。

●保存療法

リハビリテーション、コルセット、神経ブロック、薬物療法（NISAD、循環改善薬など）、運動療法など。

●手術療法

歩行障害が進行し、日常生活に支障がある場合には手術を行うこともあります。

臀部や両下肢の広い範囲に症状が出ている場合は、改善することは少ないため手術を行うことが多いです。

手術は主に椎弓切除術が行われ、椎骨にずれ・すべりが生じている場合は脊椎固定術を併用することがあります。最近は内視鏡を使った低侵襲手術も行われています。

腰椎分離症・分離すべり症
ようついぶんりしょう　ぶんり

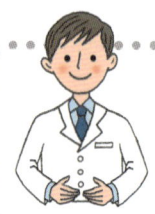

腰椎分離症は主にスポーツが原因で10歳代で発症します。分離すべり症は分離症が徐々に進行して起こります。第5腰椎に好発します。分離症は一般人では5%程度ですが、スポーツ選手では30〜40%くらいが発症しています。

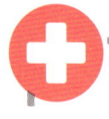

症状

・腰痛、臀部痛、大腿後面痛、下肢痛、しびれなどがみられます。
・長時間の立位や腰の背屈で痛みやしびれが増強することが多いです。
・無症候性の腰椎分離症・すべり症もあります。

腰の背屈で痛みが強くなるのが特徴です！

ベテランナース

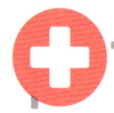

原因

　分離症は体が柔らかい中学生の頃にジャンプや腰の回旋を繰り返し行うことによって、腰椎の後方部分に亀裂が入って起こります。分離症を放置していると、下位椎骨との連結が不安定なために、成人期になって徐々に前方にずれ、分離すべり症に進展していきます。腰椎がずれると周囲の神経を刺激して、腰や下肢の痛みやしびれが生じます。

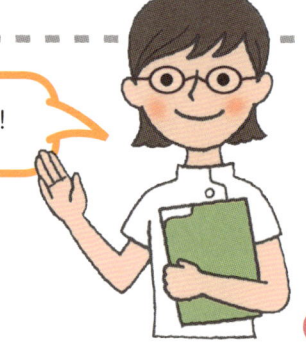

第四腰椎
椎間板
第五腰椎
分離症
棘突起
きょくとっき
すべり症
仙骨

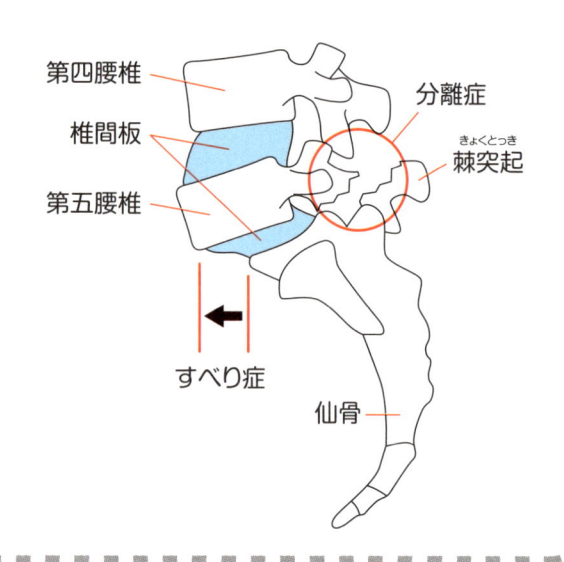

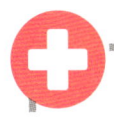

診断

・分離症は単純Ｘ線側面像や斜位像で診断できます。必要に応じてMRI検査を行います。

・分離部分で神経根が圧迫されていることが多いため、神経根ブロックで診断することもあります。

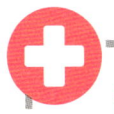

治療

●腰椎分離症

・早期であればコルセットなどの装具療法で分離した部位の癒合（ゆごう）が期待できます。スポーツは6ヵ月程度中止します。

・急性期を過ぎて骨癒合が期待できない場合は、NSAIDや神経ブロックで疼痛をコントロールしてスポーツ復帰を支援していきます。

・強い痛みが長期間続く場合は分離部固定術を行います。

●腰椎分離すべり症

・腰痛や下肢痛を軽減するためにコルセットを使用し、背筋や腹筋を強化します。

・保存療法で改善せず、痛みで日常生活に支障が生じる場合は椎体間固定術を行います。

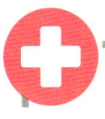

生活指導

・重いものを持たないようにしましょう。

・急に腰をひねったり、反らしたりしないようにしましょう

・前屈位での作業を控えましょう

・椅子に座るときは背中を伸ばしましょう。

患者さんの年齢やライフスタイルを考えて、その患者さんに適した生活指導をしましょう。

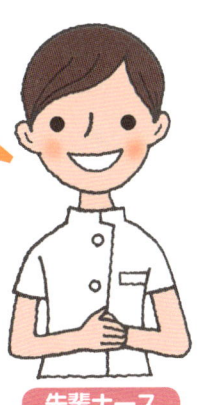

先輩ナース

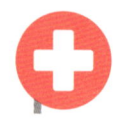

腰椎変性すべり症との違い

腰椎変性すべり症は腰痛分離すべり症とは違う病態ですか？

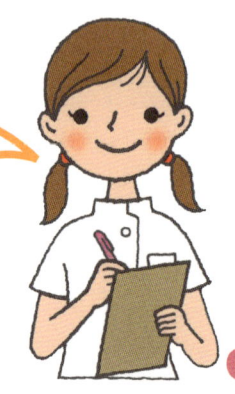

腰椎変性すべり症は弓状の分離がなく、椎体が前方にずれている病態で、間欠性跛行など腰部脊柱管狭窄症と同じような症状がみられます。中高年の女性に多く、加齢とともに次第に悪化していきますが、保存療法で改善することが多いです。

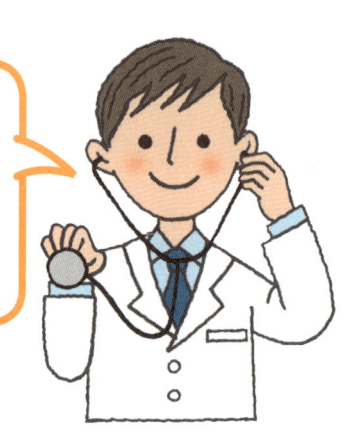

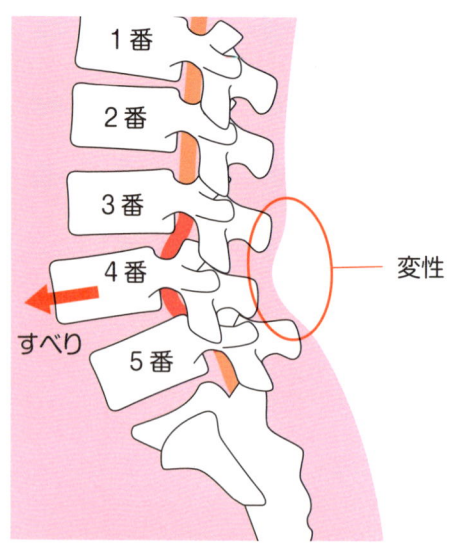

1番
2番
3番
4番
すべり
5番

変性

腰椎変性すべり症

椎間板や椎間関節などの変性により椎体が前方にずれ、馬尾が圧迫されて神経症状が起こります。

脊柱側弯症
<ruby>せ<rt></rt></ruby>きちゅうそくわんしょう

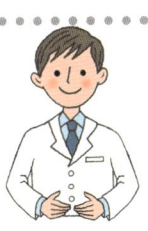

側弯症は背骨が左右に弯曲した状態で、脊柱自体のねじれを伴うことがあります。通常、小児期にみられる脊柱変形を指します。日本における側弯症の発生頻度は1〜2%程度で、女子に多くみられます。特発性側弯症、先天性側弯症、症候性側弯症などがあります。

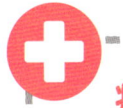

症状

　左右の肩の高さの違い、肩甲骨の突出、腰の高さの非対称、胸郭の変形、肋骨や腰部の隆起などの変形を生じます。

　側弯が進行すると、腰背部痛や心肺機能の低下をきたすことがあります。

　成人発症の症候性側弯症では、腰痛や神経麻痺を生じることが多いです。

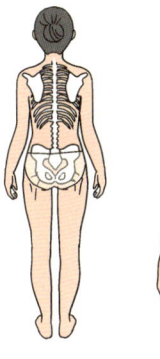
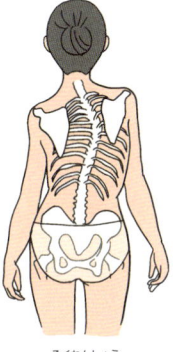

正常　　　側弯症
そくわんしょう

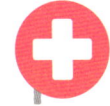

原因

　特発性側弯症は原因不明の側弯で、骨の成長に従って脊柱が側方にねじれながら弯曲していきます。乳幼児から思春期までに生じ、全側弯症の60〜70%を占めます。

　先天性側弯症は脊柱の先天的な異常による側弯で、症候性側弯症は神経や筋の異常による側弯です。

患者さんは多感な時期の女の子が多いから、精神的なケアも大切になってくるのよ。

ベテランナース

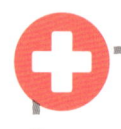

診断

　視診では立位検査、前屈検査で脊柱を観察します。

　症候性側弯症の鑑別には、神経学的検査やMRI検査が有効です。短期間で側弯が悪化してくる場合は、年に数回の診察をして経過観察をします。

　立位の単純X線検査写真で側弯の程度をコブ角で評価するとともに、脊椎骨や肋骨の異常の有無も確認します。

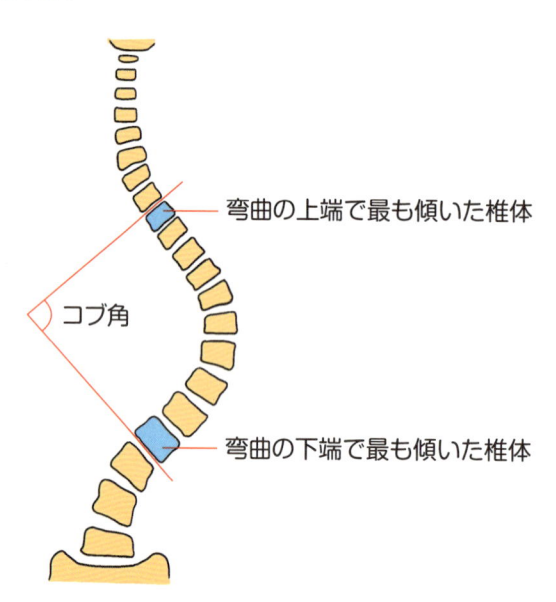

弯曲の上端で最も傾いた椎体

コブ角

弯曲の下端で最も傾いた椎体

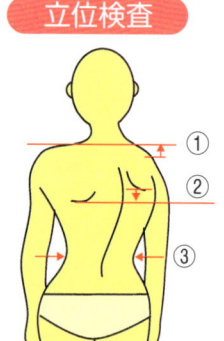

立位検査

① ② ③

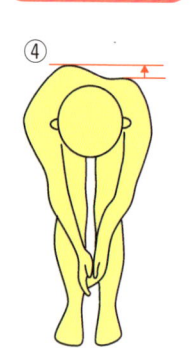

前屈検査

④

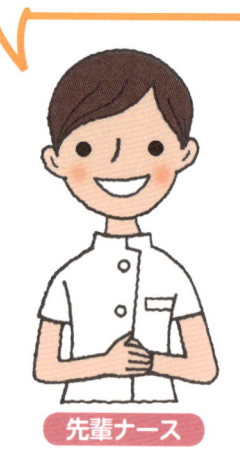

基本的に装具は入浴と体育の授業以外ずっと着けていないといけません。ただし、登校拒否や抑うつ傾向がみられるときは、夜間だけ着用する装具で対応することもあるのよ。

先輩ナース

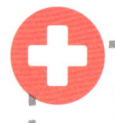

治療

　特発性側弯症でコブ角25°までは、運動療法などで経過観察します。

　コブ角25°以上で進行性の場合は装具療法を行います。

　コブ角45°以上で手術を検討します。先天性側弯や症候性側弯で悪化が予想される場合にも手術を行うことがあります。

脊柱後弯症
せきちゅうこうわんしょう

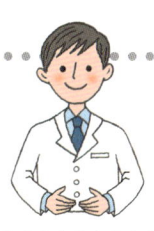

脊柱は横から見るとゆるやかなＳ字カーブを描いていますが、脊椎後弯症では後方のカーブの角度が異常に大きくなっています。円背、猫背とも呼ばれます。前方への弯曲が異常に大きい状態は脊椎前弯症といいます。

症状

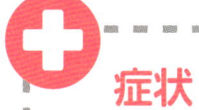

後弯が強度になると、腰背部痛、体幹に平衡障害などが現れます。

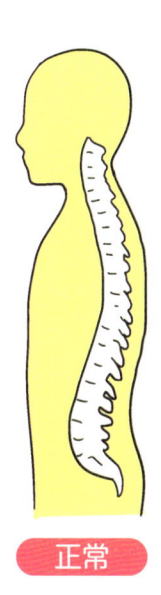

正常

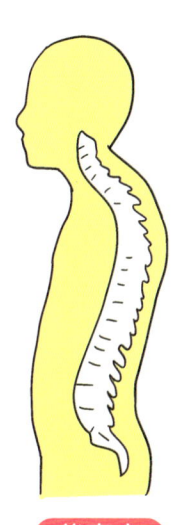

後弯症

原因

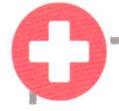

機能的脊柱後弯症：背中を丸めた猫背の姿勢が習慣化して生じることがあります。デスクワークに従事する人や中腰で農作業をする人などによくみられます。

先天性脊柱後弯症：先天性の変形がみられ、成長にともなって進行することがあります。

青年期脊柱後弯症：成長に伴って骨の変形がみられます。成長期は骨の発育が早いため、特に異常が発生しやすくなります。

老年性脊柱後弯症：加齢による骨の摩耗・変形、骨粗鬆症などが原因となります。

　脊椎の病気や骨折によって後弯がみられます。過去の脊椎関連の病気やケガの後遺症として現れることもあります。

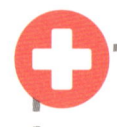

診断

診断は触診やＸ線検査で椎体の変形を確認します。

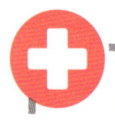

治療

軽度の場合は必要に応じて装具療法、運動療法を行います。

重度で腰背部痛、平衡障害がみられた場合は、手術療法（前方固定術、後方固定術、前後合併手術）が検討されます。

脊柱のＳ字カーブがなくなり、まっすぐになっている平背も腰痛の原因になるのよ。

ベテランナース

腰痛症
<ruby>腰<rt>よう</rt>痛<rt>つう</rt>症<rt>しょう</rt></ruby>

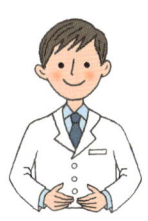

原因となる疾患や病態が特に認められず、筋疲労、不良姿勢などによると考えられ、神経症状を伴わない腰痛の総称です。腰痛のうち原因が特定できるものはわずか15%程度で、約85%は画像検査をしても原因が特定できない非特異的腰痛といわれています。非特異的急性腰痛は一般にぎっくり腰といわれます。腰痛が3ヵ月以上続く場合は非特異的慢性腰痛です。

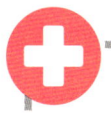

症状

　急性腰痛では激しい痛み、腰椎の運動制限、屈曲困難などがみられます。
　慢性腰痛では、腰全体のだるさや重さ、痛みなどがあり、抑うつや身体表現性障害を伴うこともあります。

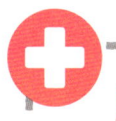

原因

　加齢、筋力低下、振動、寒冷、強い身体的負荷、<ruby>拘束<rt>こうそく</rt></ruby><ruby>姿勢<rt>しせい</rt></ruby>、前屈、ひねり、急激・不用意な動作、心理社会的ストレスによって、発症したり増強したりするといわれています。

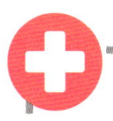

診断

　必要に応じてＸ線検査やMRI検査を行いますが、全員に行う必要はありません。心理社会的要因のスクリーニングも重要となります。
　診断の手順は次ページのようになります。

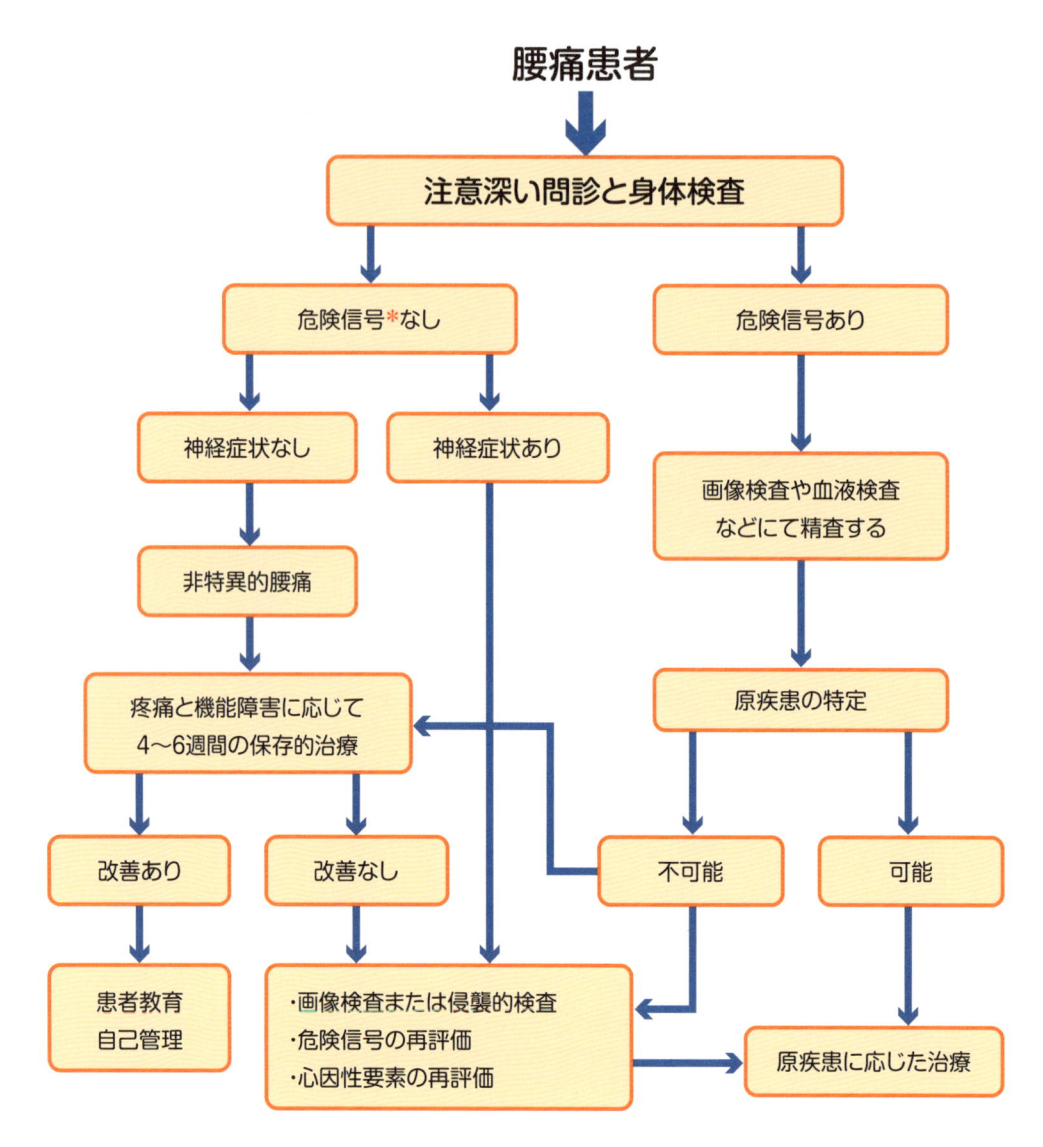

重篤な脊椎疾患（腫瘍、炎症、骨折など）の合併を疑うべき red flags（危険信号）：発症年齢＜20歳または＞55歳。時間や活動性に関係のない腰痛、胸部痛、また、癌・ステロイド治療、HIV感染の既往、栄養不良、体重減少、広範囲に及ぶ神経症状、構築性脊柱変形、発熱。

腰痛の診断手順【日本整形外科学会『腰痛診療ガイドライン2012』】

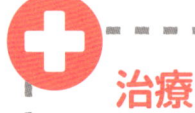

治療

　薬物療法（NSAID、筋弛緩薬など）、神経ブロック療法、装具療法（腰痛ベルト）、運動療法（腰痛体操・ウォーキング）などを行います。安静は必ずしも有効ではなく、活動性を維持していた方が経過は良好です。心理社会的要因が強い場合は、抗うつ薬や抗不安薬などの投与や認知行動療法などを行います。

骨粗鬆症

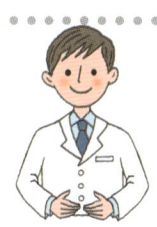

骨粗鬆症は、長年の生活習慣などによって、骨がスカスカになって強度が低下し骨折しやすくなる疾患です。推定患者数は1280万人といわれており、高齢化に伴ってその数は増加傾向にあります。特に女性は60歳を超えると大幅に増加する傾向にあります。

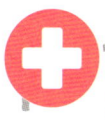

症状

　最初は、自覚症状はありませんが、腰や背中に痛みが生じて医師の診察を受けてみつかることが多いです。

　重度になると骨折を起こし、寝たきりの原因となる場合もあります。

　骨折が生じやすい部位は、脊椎、大腿骨近位部、橈骨遠位部、上腕骨頸部などです。

　背中や腰が痛くなった後に、背中が丸くなったり身長が縮んだりします。

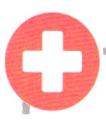

原因

　骨粗鬆症は、骨における骨形成と骨吸収のバランスが崩れることで起こります。骨密度が減少し、骨質が劣化するため骨の強度が低下して骨折しやすくなります。

　骨粗鬆症は閉経期以降の女性に多くみられますが、若くても栄養や運動の不足、ステロイド薬などの影響で発症することもあります。長年の生活習慣が原因となるため、生活習慣病の1つという考え方もあります。

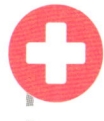

診断

　単純X線検査で骨折や椎体の変化を確認し、DXA法、pQCT法、MD法、QUS法などで骨密度を測定します。

　X線検査で骨折がはっきりしない場合にはMRI検査が有用です。必要に応じて骨代謝マーカー、骨組織生検なども用いられます。

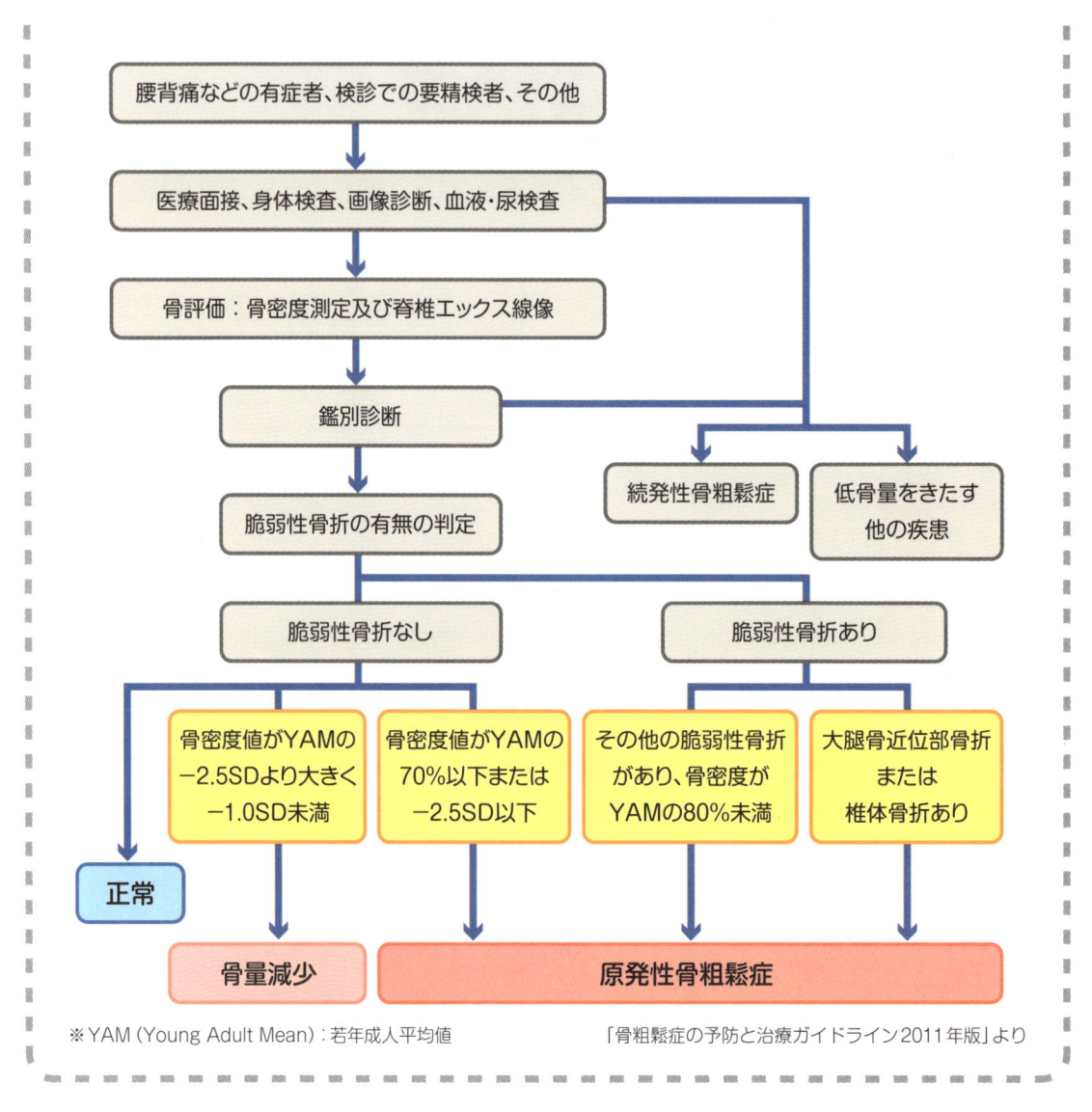

※YAM（Young Adult Mean）：若年成人平均値　　　　　　「骨粗鬆症の予防と治療ガイドライン2011年版」より

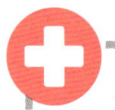

治療

骨量減少抑制と骨折予防のために、食事療法、運動療法、薬物療法を行います。

●食事療法

・カルシウム、ビタミンD、ビタミンKを十分に摂取します。

・リン、食塩、カフェイン、アルコールの過剰摂取を控えます。

・高齢者はタンパク質が不足していることが多いので、適量のタンパク質を摂るようにします。

●運動療法

・運動は骨を刺激して骨量を維持します。

・筋力を維持することで転倒予防につなげます。

●薬物療法

患者さんの症状に応じた薬を単独または組み合わせて投与します。

▼骨粗鬆症の主な治療薬

骨形成促進	副甲状腺ホルモン (PTH) 製剤	間欠投与によって骨吸収促進効果があります。毎日自己注射または週1回皮下注射をします。
	ビタミンK2製剤	骨へのカルシウム沈着を助ける働きがあります。
骨吸収抑制	ビスホスホネート製剤	骨吸収を抑制して骨量を増加し骨変性を抑制します。有効性が高いです。
	SERM (選択的エストロゲン受容体モジュレーター)	エストロゲンと同様の作用があり、閉経後の女性に使用します。
	カルシトニン製剤	骨吸収抑制作用に加え鎮痛作用があり、腰背部痛の緩和が期待できます。
	抗RANKL抗体製剤	破骨細胞の分化・誘導に関与するRANKL受容体を阻害して骨吸収を抑制します。6ヵ月に1回皮下注射を行います。
骨代謝の調節	活性型ビタミンD3製剤	日本で最も長く使用されている薬です。骨量は顕著に増加しませんが、減少を抑え、骨折発生頻度を低下させます。
	カルシウム製剤	カルシウム製剤だけでは骨粗鬆症を改善できないので、他の薬と併用して治療を行います。

●生活指導

・喫煙は骨粗鬆症のリスクを高めるため、禁煙を指導します。

・ビタミンDを体内で生成するために、適度な日光浴をしましょう。

・転倒を予防するために、住宅環境やライフスタイルを見直しましょう。

●椎体圧迫骨折への対応

・軽度の場合、簡易コルセットなどの外固定をして、前屈を禁じ、比較的安静にすると、3〜4週ほどでほとんどが治ります。

・一定期間保存療法を行っても骨折部が癒合せず、下肢に麻痺などの神経障害がある場合は手術を検討します。

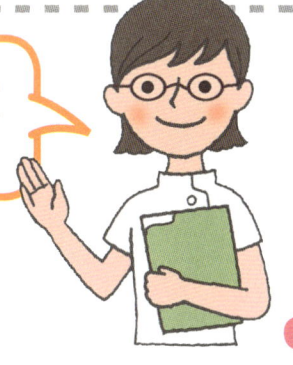

骨粗鬆症の治療は長期間続けなければいけません。治療を継続できるようなサポートも大切です！

ベテランナース

内科疾患に関連する腰痛

　腰痛は整形外科疾患だけでなく、内科的疾患が原因となっていることもあります。

　内科的疾患による腰痛の特徴として、

①安静時痛み。どのような姿勢をとっても痛みが軽減しない

②就寝中に痛くて目が覚める

③腰痛の他に発熱、悪寒、吐気・嘔吐、だるさ、腹痛などを伴う

④1週間以上たっても痛みは軽快せず、徐々に痛みが強くなる

⑤空腹時や食後に痛みが発生・増強など、食事によって痛みが変化する

⑥排尿時や排便時の痛み

⑦月経時に痛みが強まる

　などが挙げられます。

●腰痛を起こす可能性がある病気

血管の病気　　　　：腹部大動脈瘤、解離性大動脈瘤

消化管の病気　　　：胃潰瘍、十二指腸潰瘍、胃がん

肝臓の病気　　　　：肝硬変、肝臓がん

膵臓の病気　　　　：膵炎、膵臓がん

胆嚢の病気　　　　：胆嚢炎、胆石症

腎臓・膀胱・泌尿器の病気

　　　　　　　　　：腎盂腎炎、腎周囲炎、水腎症、腎梗塞、単純性腎嚢胞、腎下垂、尿路結石

婦人科系の病気：子宮筋腫、子宮内膜症、子宮頸管炎、子宮がん

chapter 4

肩や手の痛みを伴う
疾患とケア

外傷以外にも、肩や手の痛みを伴う疾患はたくさんあります。

この章では肩や手の痛みを訴える代表的な疾患を取り上げました。

症状、原因、治療法を理解しましょう。

肩腱板断裂
かたけんばんだんれつ

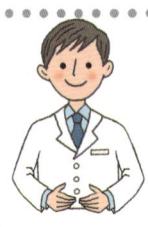
肩の腱版が断裂した病態で、挙上困難などの肩の運動障害や痛みをきたします。
40歳以上の男性に多く、発症年齢のピークは60歳代です。右肩に好発します。肩関節周囲炎（五十肩）と間違いやすいです。

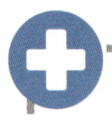

症状

肩腱板断裂では以下の症状がみられます。

・運動痛、夜間痛を訴えます。
・痛みのために不眠や、更衣に支障をきたします。
・腕をスムーズに上げられないなど肩の運動障害があります。
・筋力が低下して、外転位を保持できないことが多いです。
・腕を上げるときに肩の前上面でジョリジョリという軋轢音（あつれきおん）がするという訴えもあります。

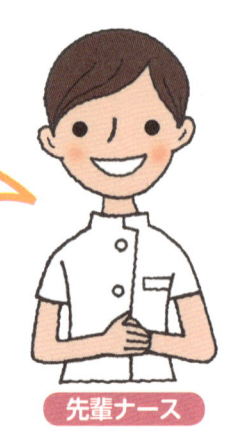

睡眠中にわずかな動きで目が覚めるほどの激しい痛みに襲われることもあるのよ。

先輩ナース

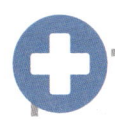

原因

　肩の打撲や脱臼などの外傷、加齢による腱板の強度低下などが原因となります。

　明らかな外傷によるものは半数ほどで、残りははっきりとした原因がなく、日常生活における動作の中で断裂が起こります。中高年の男性の右肩に多いことから、加齢変性を基盤とした肩の使い過ぎが原因と考えられています。また運動で投球動作を繰り返すことで生じることもあります。

　腱全層が断裂した完全断裂と、一部が断裂した不全断裂があります。

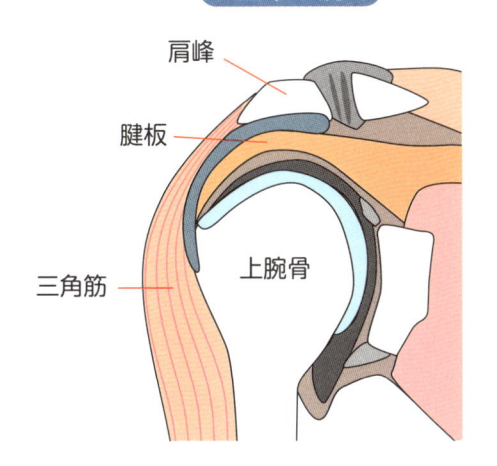

正常な肩

肩峰
腱板
三角筋
上腕骨

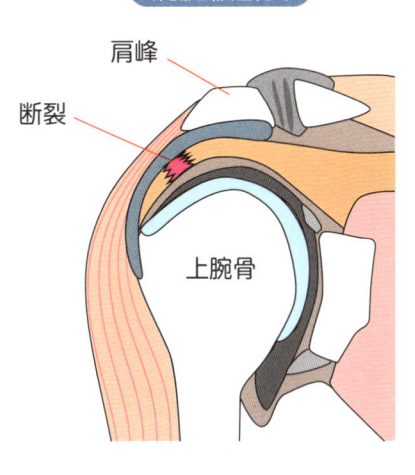

肩腱板断裂

肩峰
断裂
上腕骨

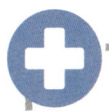

診断

　視診・触診、徒手テストで、肩が挙上できるか、拘縮があるか、肩を挙上して肩峰の下で軋轢音（きょくかきん）があるか、棘下筋萎縮があるかを調べます。

　軋轢音や棘下筋萎縮があれば腱板断裂を疑い、X線検査で肩峰と骨頭の間が狭くなっていることを確認します。MRIは断裂層の大きさや形態の診断に有用で、肩関節周囲炎との鑑別に用いられます。

▼徒手テスト（ドロップアームテスト）

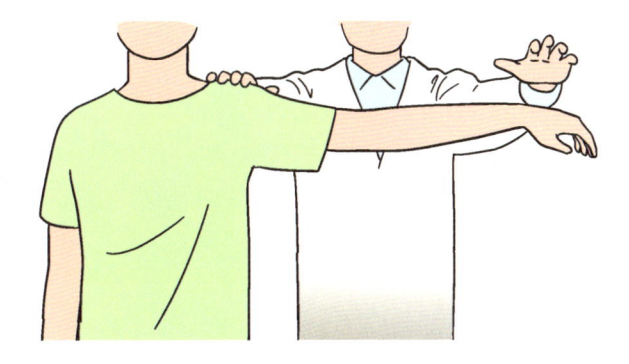

座位で他動的に肩関節90°外転。手をはなして、
ゆっくり下ろせなければ腱板の損傷・断裂を疑う。

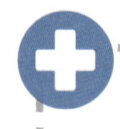
治療

　急性外傷で起こった場合は、三角巾で1〜2週間安静にします。断裂部が治癒することはありませんが、70%は保存療法で軽快します。保存療法で痛みが軽減せず、日常生活に支障をきたす場合は手術療法を検討します。

> 保存療法を行う期間は完全断裂で1〜2ヵ月、不完全断裂で3〜6ヵ月が目安とされています。

●保存療法
- ・局所安静
- ・NSAIDの内服
- ・痛みが強い場合はステロイド薬やヒアルロン酸の関節内注射
- ・運動療法：痛みが軽減したら可動域訓練、ストレッチ、筋力訓練を行って、残存する腱板機能を賦活させます。

●日常生活の注意点
- ・患側の肩や腕の伸展や挙上など、痛みが出るような動作を控えます。
- ・枕やクッションを利用するなどして痛みを軽減するような腕の位置を心がけます。
- ・患側の肘をつかないようにします。
- ・肩を冷やさないようにします。

> ほとんどは低侵襲で手術後の痛みが少ない関節鏡視下手術で行われますが、大きな断裂では縫合が難しいため直視下手術が選択されることもあります。

●手術療法
手術後は約4週間の固定と2〜3ヵ月の機能訓練が必要となります。
- ・肩峰下除圧術：断裂部の刺激を取って痛みを改善します。
- ・腱板修復術　　：断裂部の連続性を再建して機能を回復させます。

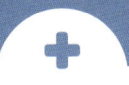

肩関節周囲炎
かたかんせつしゅういえん

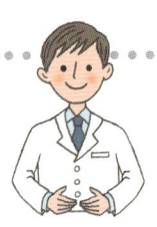

肩関節の拘縮によって関節可動域が徐々に小さくなっていく病態です。中年以降、特に50歳代に起こりやすく、男性よりも女性に多くみられます。一般的に「五十肩」という名前で知られています。
ごじゅうかた

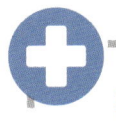

肩関節周囲炎は「凍結肩」とうけつがたともいわれます。

症状

腕、肩甲骨周囲、背中に違和感や凝りが生じ、痛みに移行していきます。症状の推移から、発症から約2週間の急性期、その後約6ヵ月間の慢性期、回復期という3つの病期に分けられます。

急性期：運動制限を引き起こす運動時痛に加えて、安静時痛や夜間痛が出現します。
　　　　徐々に関節拘縮が現れて肩の可動域が制限され、整髪や更衣が困難となります。
　　　　運動時痛のため肩を動かさないでいると、かえって動きが悪くなってしまいます。
慢性期：徐々に痛みは軽減しますが、可動域制限は続いて、日常生活動作（ADL）に支障をきたします。
回復期：痛みや可動域制限が徐々に軽快してきます。
　　　　回復には6ヵ月から2年ほどかかるといわれています。

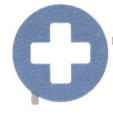

原因

明らかな外傷はなく、関節を構成する骨、軟骨、靱帯や腱などが老化して、肩関節周囲の組織に炎症が起きることが主な原因と考えられています。肩関節の動きをよくする肩峰下滑液包や、関節を包む関節包が癒着すると、さらに動きが悪くなります。

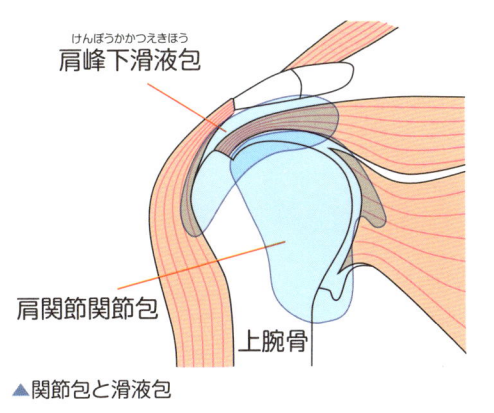

肩峰下滑液包
けんぽうかかつえきほう
肩関節関節包
上腕骨

▲関節包と滑液包

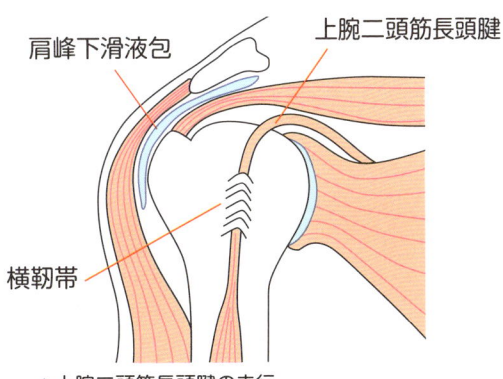

肩峰下滑液包
上腕二頭筋長頭腱
横靱帯

▲上腕二頭筋長頭腱の走行

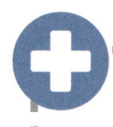

診断

臨床所見では圧痛部位や関節の動きなどをチェックします。

単純X線検査で特有な所見はありませんが、肩関節に起こる痛みとして肩関節周囲炎の他に、上腕二頭筋長頭腱炎（ちょうとうけんえん）、石灰沈着性腱板炎（せっかいちんちゃくせいけんばんえん）、肩腱板断裂などがあり、鑑別診断のために単純X線検査、関節造影検査、MRI検査、エコー検査などを行います。

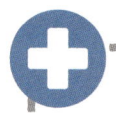

治療

ほとんどは保存療法によって軽快します。自然に治ることもありますが、放置すると、日常生活が不自由になるだけでなく、関節が癒着して動かなくなることもあります。

●保存療法

急性期は痛みを軽減させます。
- ・アームスリングやサポーターなどによる安静
- ・NSAIDの内服
- ・ステロイドやヒアルロン酸の関節内注射
- ・神経ブロック、
- ・温熱療法（ホットパック）

急性期の痛みがとれたら、積極的に運動療法を行います。

●手術療法

3～6ヵ月間の保存療法で症状が改善しなければ、手術（関節鏡視下関節包解離術）を検討します。

●日常生活の注意点

- ・肩を冷やさないようにします。
- ・重いものを肩にかけないようにします。
- ・入浴して肩を温めて肩関節の血行をよくします。
- ・肩が上がり過ぎないようにして肩の負担を軽減します。

> 日常生活に注意するだけでも痛みは軽減するので、患者さんのライフスタイルに応じた指導をしましょう。

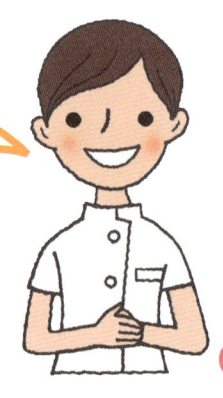

先輩ナース

変形性肩関節症

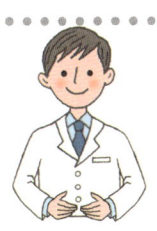

肩甲上腕関節の軟骨が変性して破壊が生じている状態で、変形性関節症の1つです。明らかな原因がない一次性のものと、別の疾患が引き金となる二次性のものに分けられます。一次性は高齢者に多くみられますが、他の変形性関節症に比べて発生頻度は低いです。

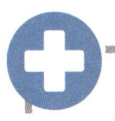

症状

　初期には特に症状はありませんが、進行すると運動時の肩関節の痛み、可動域制限、関節の腫れ、違和感などが現れます。

　重度になると安静時痛が出てきます。

　変形性肩関節症では、頸部から肩にかけての痛みよりも、腋窩から肩関節の外側に痛みを訴えることが多いです。

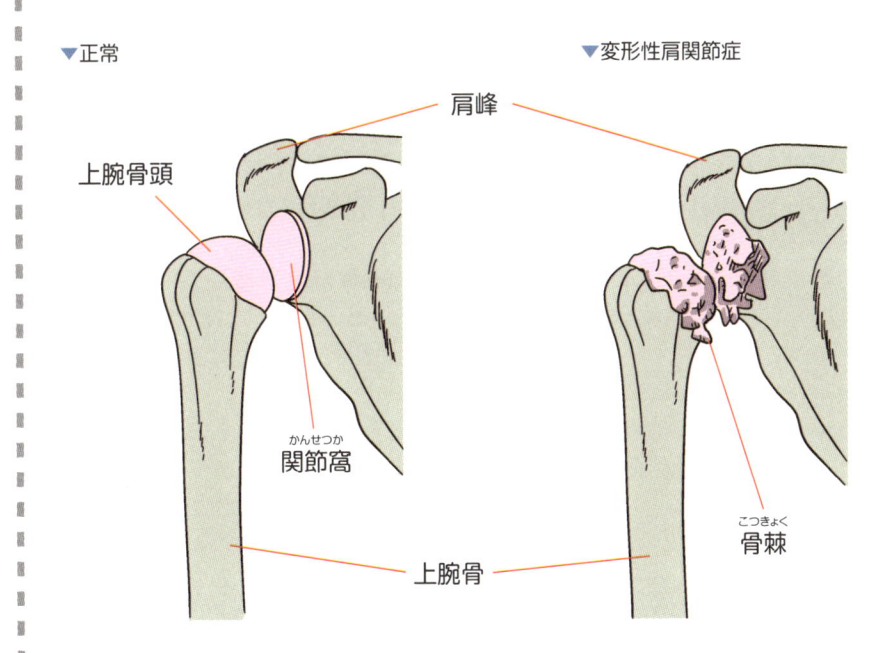

▼正常　　　　　　　　　　　　　　　　　▼変形性肩関節症

肩峰

上腕骨頭

関節窩

骨棘

上腕骨

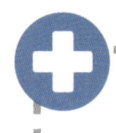

原因

●一次性変形性肩関節症

　明らかな原因がなく加齢などによって発生します。肩関節は膝関節や股関節などの荷重関節に比べ、軟骨変性の発生頻度が少ないです。その理由として、非荷重関節で関節面に負担がかかりにくいこと、肩関節の接触面積は他の関節に比べ小さく、大きな関節唇と関節包が関節の適合性や強度を補強していること、周囲の筋肉や靭帯、腱が発達していて一定の部位に外力、ストレスが加わりにくい構造となっていることが挙げられます。しかも軟骨変性が進んでも症状は比較的軽いと考えられています。

▼冠状面での断面図　　　　　　　　　　　　　　▼矢状面での断面図

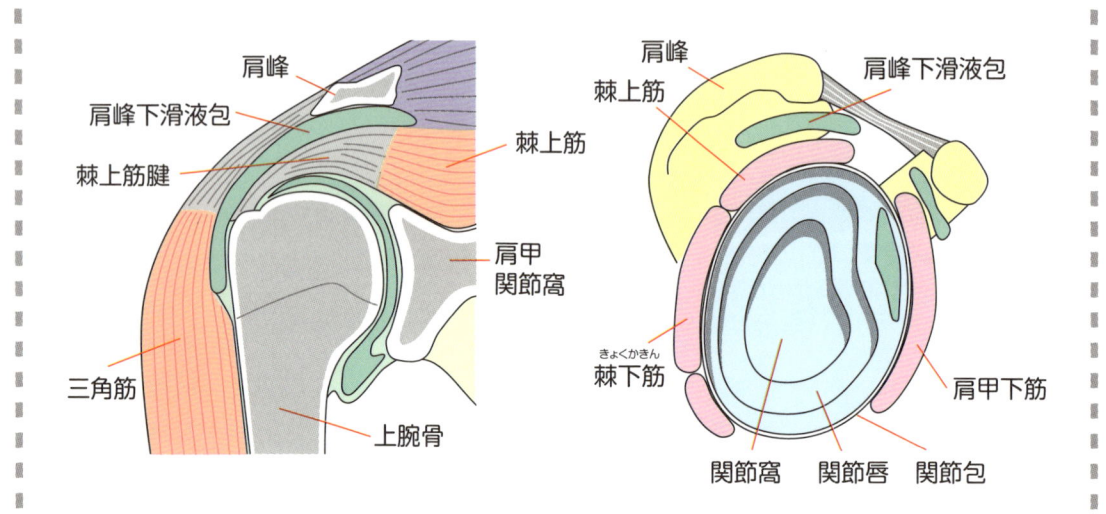

●二次性変形性肩関節症

　腱板断裂、上腕骨頭壊死、関節リウマチ、上腕骨近位端骨折、化膿性肩関節炎、骨髄炎などがきっかけとなって発症します。

変形性肩関節症の発生頻度には人種差があって、東洋人は欧米人に比べて少ないと言われていたけど、最近は日本人にも増えているのよ。

ベテランナース

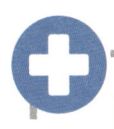

診断

　単純X線検査で上腕骨頭や肩甲骨関節窩の変形を認め、関節裂隙※の狭小化がみられます。必要に応じてMRI検査やCT検査を行います。

※X線画像では軟骨は写らないため、関節軟骨は上腕骨頭と関節窩との隙間として見えます。

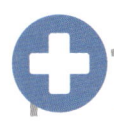

治療

　保存的療法がまず行われます。保存療法を行っても痛みが強かったり、動きの制限が大きく日常生活に支障をきたす場合は手術が検討されます。

●保存療法

・NSAIDや筋弛緩薬の内服
・NSAIDの湿布剤
・物理療法：温熱療法、電気刺激療法
・運動療法：関節可動域訓練、肩のストレッチ、筋力強化訓練
・激痛や夜間痛を訴える場合：ヒアルロン酸やステロイド薬の関節内注射、ブロック注射

●手術療法

関節鏡視下関節形成術、人工骨頭置換術、人工関節置換術などが行われています。

関節鏡下関節形成術	骨棘切除および関節内デブリドマン* 関節変形が少なく疼痛の原因が強い炎症の場合に選択します。 手術創が小さく侵襲が少ないため、社会復帰は早いが、効果の持続が短いことがあります。
人工肩関節置換術	変形した部分を取り除いて肩甲骨と上腕骨頭の両方を置換します。 痛みを取り除く効果は高いが、機能が十分に発揮されないことがあります。
人工骨頭置換術	上腕骨頭のみ置換します。 痛みを取り除く効果は高いが、機能が十分に発揮されないことがあります。

> 術後もドクターの許可が出るまでは、押す、引く、持ち上げるなどの動作は控えなければいけないのよ。

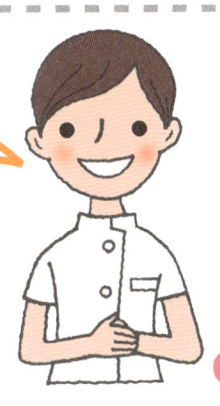

先輩ナース

＊デブリドマン　感染、壊死組織を除去し、患部を清浄化すること で他の組織への影響を防ぐ外科処置のことです。

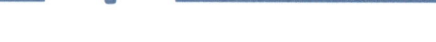

反復性肩関節脱臼
(はんぷくせいかたかんせつだっきゅう)

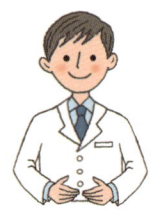
外傷によって肩関節の脱臼が起こり、その後不安定性が残って軽微な外傷でも脱臼を繰り返してしまう状態です。関節の中で肩関節は反復性脱臼が最も多くみられます。外傷による肩関節の脱臼は、ラグビー、アメフト、柔道などのコンタクトスポーツに多いです。脱臼の回数を増すごとに軽微な外力で起こるようになり、寝返りのような日常動作でも脱臼しやすくなります。

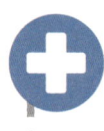

症状

脱臼すると上腕はばね様固定となります。

前下方に脱臼する反復性肩関節脱臼では、外転・外旋する動作に不安感を持ち、肩関節前方の不安定感があり、同部に圧痛があることが多いです。

> 簡単に自分の力で整復できることもあります。

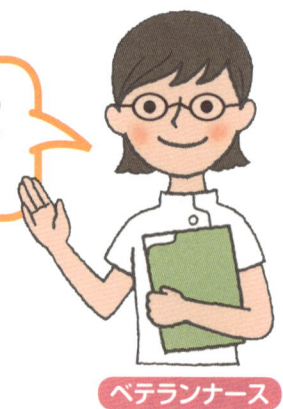

> コンタクトスポーツ以外にも、テニスのスマッシュ、野球の投球、バレーボールでも脱臼することがあるのよ。

ベテランナース

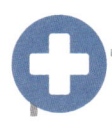

原因

　肩関節は上腕骨と肩甲骨の間の関節で、接触面が小さく不安定で、関節包や関節唇に支えられています。一度脱臼を起こすと、脱臼を防いでいた関節唇が元の位置からはずれてしまいます（バンカート病変）。局所を安静にしていてもなかなか修復されず、再発を繰り返します。

　初回の肩関節脱臼の年齢が若いと反復性脱臼に移行しやすいといわれており、10歳代で初回脱臼すると80〜90％が再発しますが、初回脱臼が40歳代以降の場合は再発はほとんどありません。

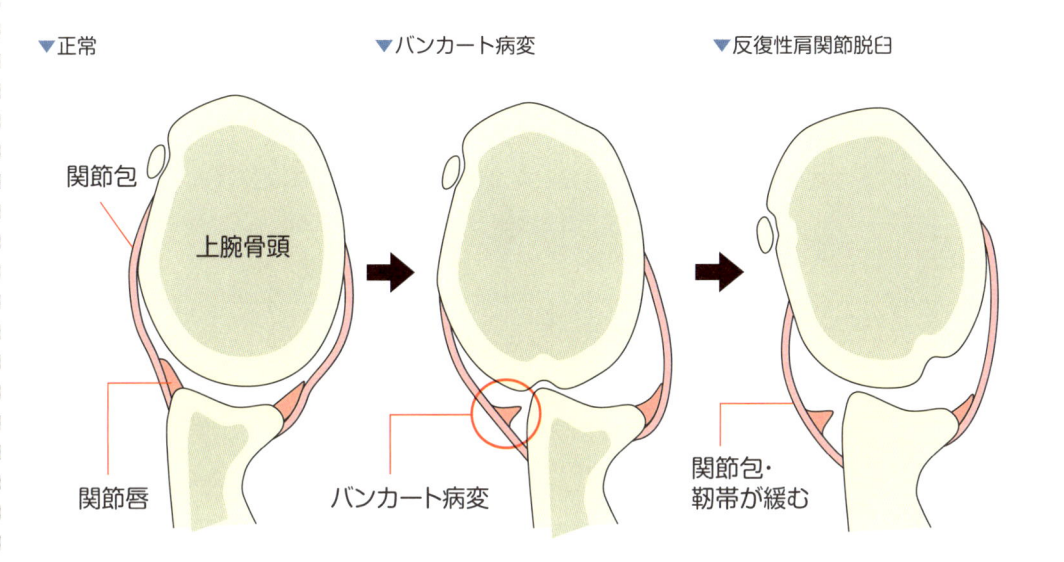

▼正常　　　　　　　　　▼バンカート病変　　　　　　　▼反復性肩関節脱臼

関節包

上腕骨頭

関節唇　　　　　　　バンカート病変　　　　　関節包・靭帯が緩む

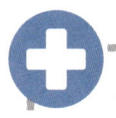

診断

視診、触診、不安定テストを行い、X線検査などで診断を確定します。

視診　　　　：肩関節の丸みが消失して扁平化し、肩峰の突出が目立ちます。
触診　　　　：前下方脱臼では前下方に上腕骨骨頭を触れます。
不安感テスト：検者が患者さんの患側の肩関節の外転・外旋を行って、局所の痛みと肩が外れないかという不安による表情の変化を観察します。
X線検査　　：肩の2方向撮影に加えて内旋位前後方向撮影で骨頭の陥凹から脱臼を確認します。
CT検査・MRI検査：関節唇の損傷の程度を評価します。

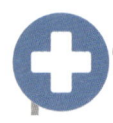
治療

徒手整復と固定で修復しますが、脱臼を繰り返す場合は手術療法を検討します。

●徒手整復

　無麻酔の徒手整復であるヒポクラテス法、挙上位整復法スティムソン法などを行います。整復後は3週間固定します。

▼肩関節脱臼の整復法

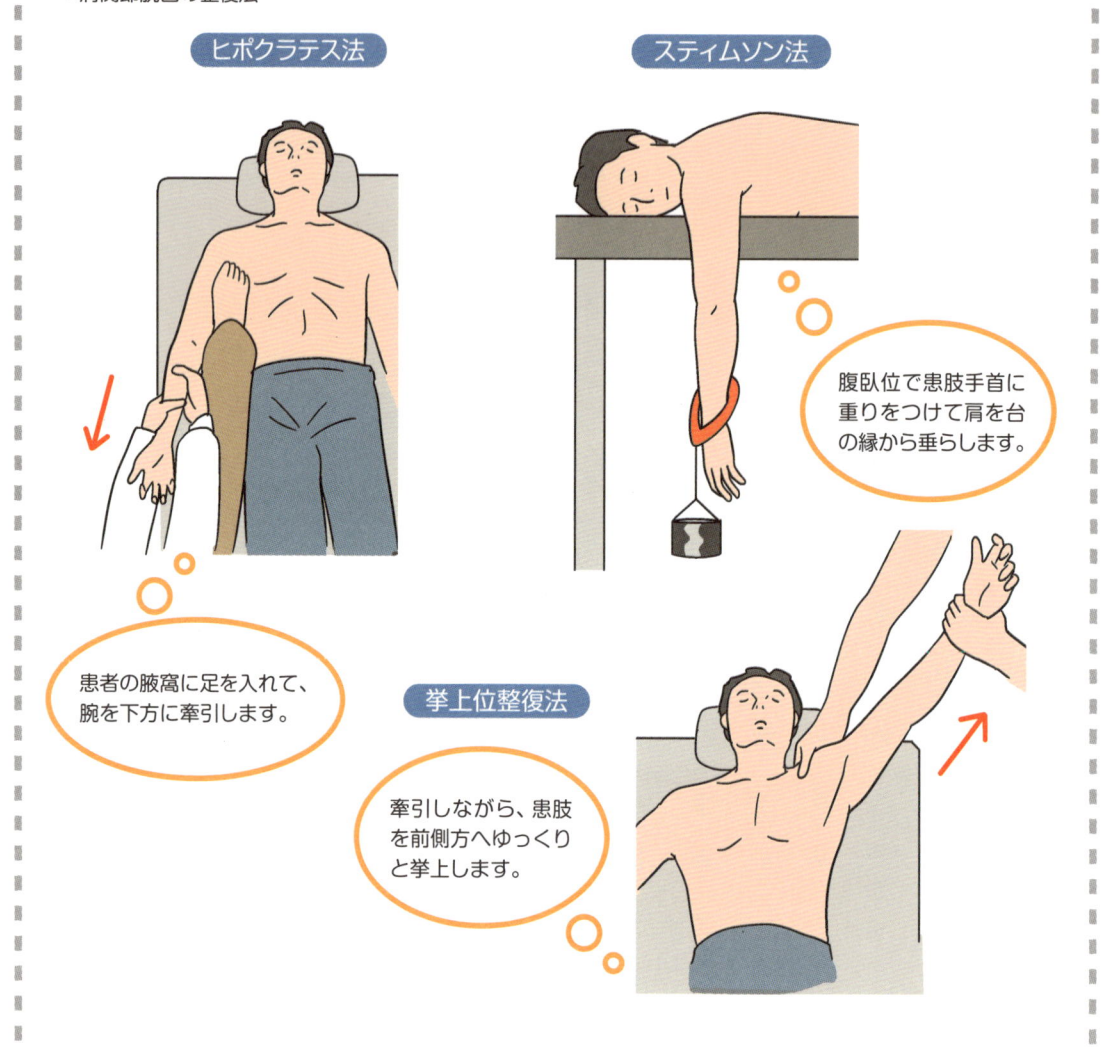

ヒポクラテス法

スティムソン法

腹臥位で患肢手首に重りをつけて肩を台の縁から垂らします。

患者の腋窩に足を入れて、腕を下方に牽引します。

挙上位整復法

牽引しながら、患肢を前側方へゆっくりと挙上します。

●手術療法

　日常生活やスポーツ活動において脱臼を繰り返すため活動が制限されるようであれば手術を検討します。

　・関節鏡視下バンカート修復術：関節鏡視下に関節唇を元の位置に戻して縫合して、ゆるんだ関節包を縫い縮めます。侵襲が少ないため術後の疼痛は少なく、入院期間も短いです。

●術後の注意点

・術後は装具固定を行って、術翌日からリハビリテーションを開始します。

・術後3ヵ月までは、肩甲骨の線よりも後ろで手を使わないようにするなど、再脱臼をきたすような動作を避ける必要があります。

・復帰の目安は軽めのスポーツでは術後約3ヵ月、コンタクトスポーツでは術後約6ヵ月です。

▼日常生活の禁忌肢位

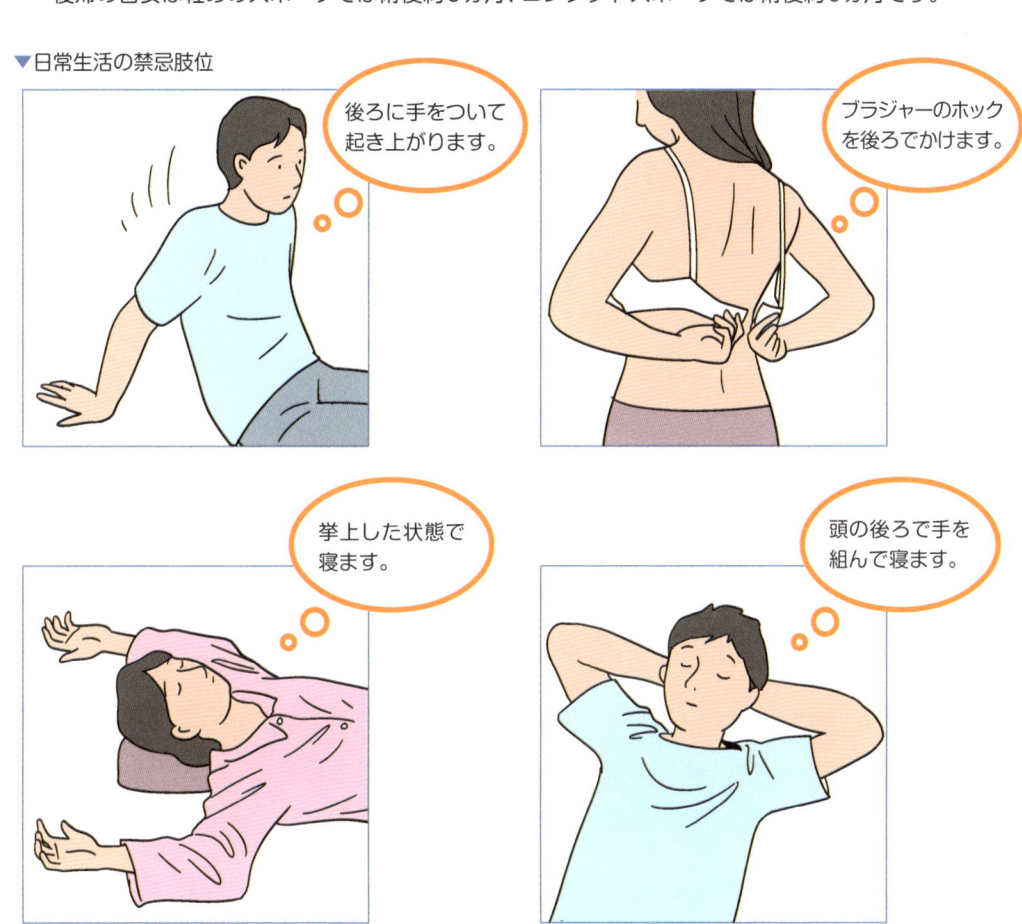

後ろに手をついて起き上がります。

ブラジャーのホックを後ろでかけます。

挙上した状態で寝ます。

頭の後ろで手を組んで寝ます。

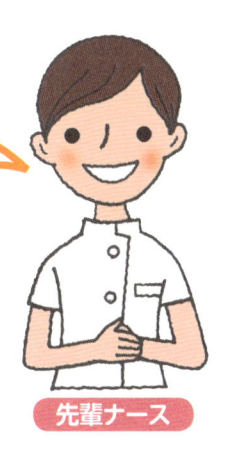

術後、日常生活の動作が可能になるまで6週前後は要します。
患者さんが焦らないように配慮しましょう。

先輩ナース

スポーツによる肩障害
（投球障害肩）
とうきゅうしょうがいかた

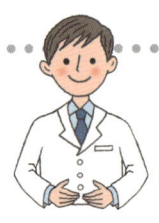
近年、スポーツで肩を壊す人が増加しています。代表的なスポーツによる肩障害は、野球のピッチングやテニスのサーブなど、スローイング動作全般で肩に痛みが生じる投球障害肩です。好発年齢は10〜16歳です。

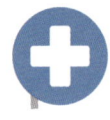
症状

投球動作で肩に痛みが生じ、肩の引っかかり感、ずれるような感じなどの違和感を伴うこともあります。進行すると日常生活動作時や安静時にも痛みが出ます。

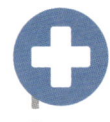
原因

投球動作のスムーズな運動連鎖の破綻によって肩関節に過度の負荷がかかり、肩関節付近の筋・靭帯・骨などの組織に炎症症状が発生します。

コンディションが崩れているのに無理にパフォーマンスを追及すると、特定の部分に負担が集中して痛みをきたしてしまいます。

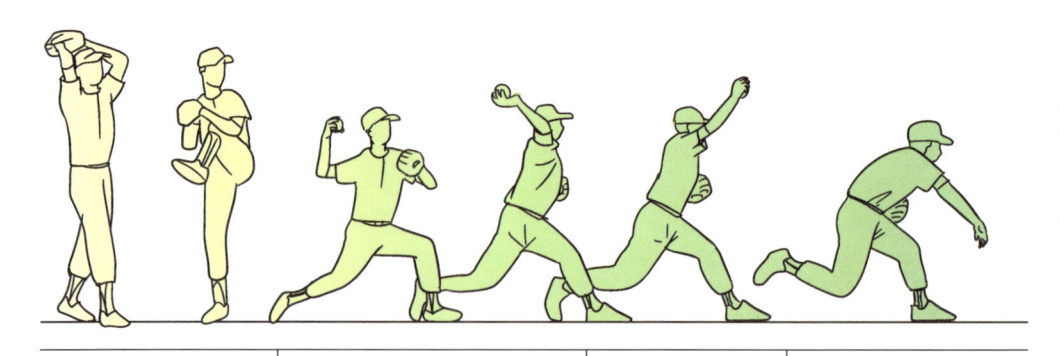

| ワインドアップ期 | コッキング期 | 加速期 | フォロースルー期 |

　投球動作のコッキング期には肩は後ろにねじ上げられた状態で、肩関節内で腱板関節面と後方関節唇がぶつかって、腱板断裂や関節唇断裂が起こりやすくなります。

　加速期からフォロースルー期は後方関節包に強い力がかかって、後方関節唇断裂や関節窩縁下方の骨棘が形成されやすくなります。

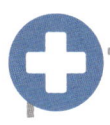

好発スポーツ

　オーバーヘッドスローイング動作を行うスポーツ全般で発症します。

　野球のピッチャーやキャッチャー、バレーボールのアタッカー、アメリカンフットボールのクォーターバック、テニス、バドミントン、水泳のクロールやバタフライ、ハンドボール、陸上競技のやり投げなどで起こります。

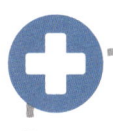

診断

　問診に加え、X線検査や投球テストを行って診断します。

問診　　　：症状に加え、原因となるスポーツの開始時期、経験年数、ポジションなどを聴きます。
X線検査　：骨変化、関節面の適合性を確認します。
関節造影やMRI検査：棘上筋腱の損傷や関節唇の変化などを調べます。
投球テスト：肩関節の病変部位に局所麻酔薬を注入して投球動作を行い、症状の改善がみられるかどうかを評価します。

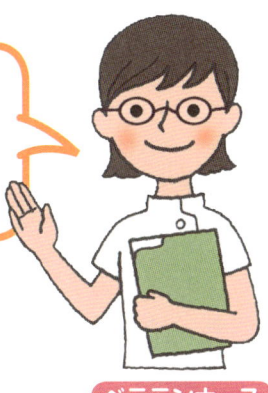

投球肩障害は運動前後のストレッチ不足も関係しています。
症状改善や再発予防のためにリハビリが大切なことをしっかり指導しましょう。

ベテランナース

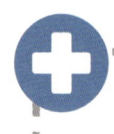

治療

まずは投球を禁止し肩周囲を安静にして保存療法を行い、痛みが軽減したら運動療法を開始します。

●保存療法

- ・NSAID の内服
- ・痛みが強い場合は、局所麻酔薬やステロイド薬の関節内注射
- ・低出力超音波、低周波、低出力レーザー、アイシング、ホットパックなどの物理療法
- ・運動療法：ストレッチによる肩関節、肩甲胸郭関節の可動域改善、腱板と肩甲骨周囲の筋力強化、投球ホームの改善

●手術療法

保存療法を3～6ヵ月間行っても症状が改善しない場合は手術を検討します。

腱板損傷　：関節鏡視下でデブリドマンや腱板修復術
関節唇損傷：関節鏡視下バンカート修復術
肩峰が引っかかる場合：肩峰下滑液包と骨棘を切除する関節鏡視下肩峰下除圧術

選手はスポーツ復帰を焦りがちです。治療の必要性をしっかり説明するとともに、精神的なケアにも務めましょう。

先輩ナース

リトルリーガーズショルダーはどのような疾患ですか？

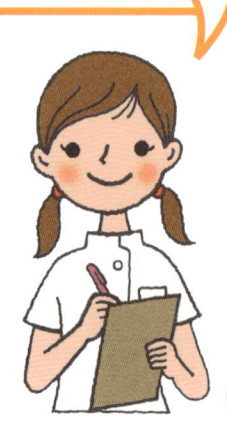

新人ナース

骨端線が閉じる前の10～15歳の選手が、投球動作の加速期に外旋から内旋の動きでストレスを繰り返し受けることによって、上腕骨近位骨端線の離開が生じる疲労骨折の一種です。成長障害の原因になるので、ジュニア期のオーバーユースは注意しなければいけません。

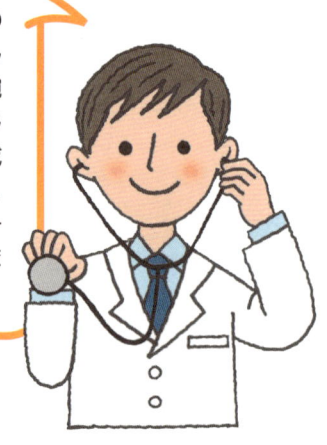

手根管症候群
しゅこんかんしょうこうぐん

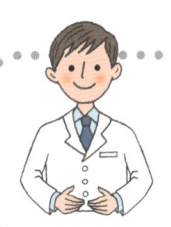

手の平のつけ根部分にある手根管で正中神経が圧迫されて、麻痺が生じる病態です。特に中高年の女性に多くみられます。進行すると手先の細かい作業が困難になります。
せいちゅう

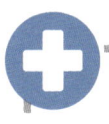

症状

初期には示指、中指にしびれや痛みが出ます。最終的には正中神経の支配領域である母指から環指の母指側の3本半の指がしびれます。

・しびれや痛みは夜間や明け方に強く、痛みで目を覚ますこともあります。
・しびれや痛みは家事や長時間の車の運転、編み物など手根管を圧迫する動作で強まります。
・手を振ったり、指を曲げ伸ばしするとしびれや痛みは軽減します。
・手のこわばり感があります。
・縫い物がしにくくなり、細かいものが摘まめなくなります。
・進行すると母指球がやせて、母指と示指できれいなOKサインができなくなります。

▼しびれや痛みが現れる部位

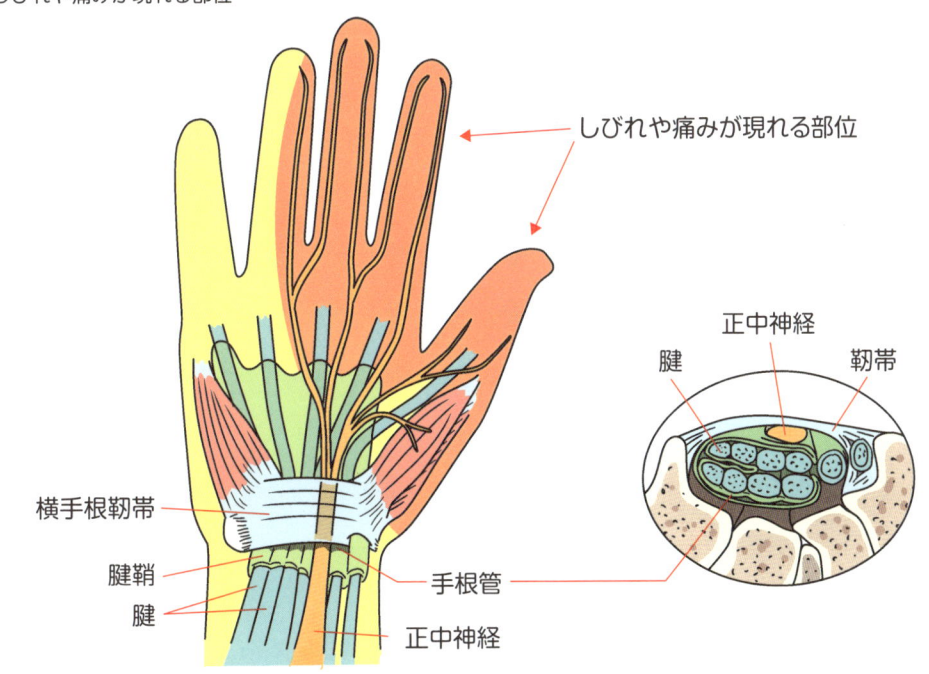

しびれや痛みが現れる部位

正中神経
腱　　　靭帯
横手根靭帯
腱鞘
腱
手根管
正中神経

進行して手先の細かい作業が困難になると、日常生活動作（ADL）に支障が出てしまうわ。
早期に治療を開始するほど症状は改善しやすいのよ。

先輩ナース

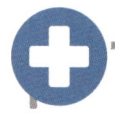

原因

　原因不明の特発性が多く、妊娠・出産期や更年期の女性に多いことから、女性のホルモンバランスの乱れによる滑膜性の腱鞘のむくみが原因と考えられています。
　手関節骨折などの外傷、仕事やスポーツによる手指の使い過ぎによる屈筋腱腱鞘炎（くっきんけんけんしょうえん）、橈骨遠位端骨折や関節リウマチによる変形、血液透析によるアミロイド（線維状のタンパク質）の沈着、腫瘍や腫瘤などでも正中神経が圧迫されて手根管症候群を発症します。

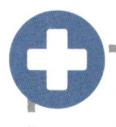

診断

　問診、視診、徒手テストでほぼ診断することができます。必要に応じてエコー・MRI検査を実施して、頸椎症、手腫瘤など手のしびれをきたすほかの疾患と鑑別診断をします。

問診・視診　　　　：母指球の筋力低下や筋萎縮などを確認します。
ティネル様徴候　　：手関節打腱器などで叩き、指先にしびれや痛みが響いた場合を陽性とします。
手関節屈曲テスト：手関節を直角に曲げて手の甲をあわせて保持し、1分間以内にしびれ、痛みが悪化するかどうかを確認します。症状が悪化する場合を陽性とします。

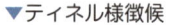

▼ティネル様徴候

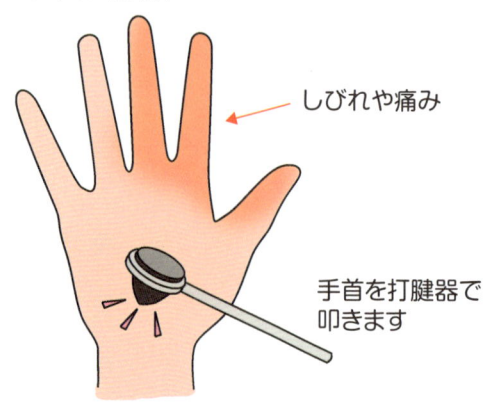

しびれや痛み

手首を打腱器で叩きます

▼手関節屈曲テスト

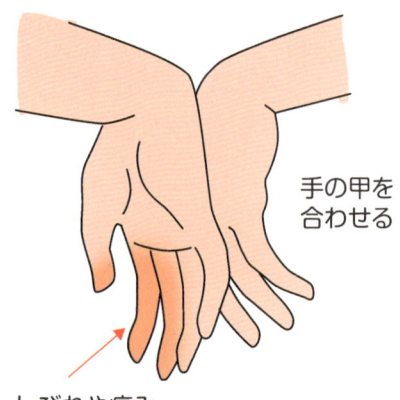

手の甲を合わせる

しびれや痛み

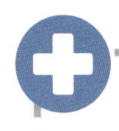

治療

保存療法で効果がない場合は、手術を検討します。

●保存療法

・仕事や運動などの制限：患肢で重いものを持つ、床に手をつく、タオルを絞るなど、手関節の掌屈・背屈を伴う動作は避けます。
・手関節固定装具：2〜3ヵ月間手関節を安静位に保ちます。
・薬物療法　　　：NSAIDやビタミンB12の内服でしびれや痛みの軽減を図ります。
・ステロイド薬の手根管内注射：手根管内の炎症を抑え、手根管内圧を低下させます。

●手術療法

保存療法の効果がない場合、筋萎縮・筋力低下が認められる場合、腫瘍がある場合は手術を検討します。術後は再発を防ぐために、手作業を行う際には1時間に10分くらいの休憩を設けるようにします。

●主な手術療法

内視鏡視下手根管開放術　：内視鏡を用いて正中神経への圧迫を取り除きます。手術当日から指の使用が可能です。
小皮切による手根管開放術：手根管上を3cm程度切開して正中神経への圧迫を取り除きます。

症状の軽減には安静が第一。家族の理解や協力が必要となるわね。

ベテランナース

ロコモティブシンドローム

ロコモティブシンドローム（**ロコモ**）は主に加齢による運動器の障害のために、移動能力が低下し、要介護になっている、あるいは要介護となるリスクが高い状態です。日本整形外科学会が運動器の重要性をわかりやすい形で広く啓発することを目的に新しく提唱した概念です。ロコモは保険収載されている「運動器不安定症」も包括しており、より広い概念といえます。

ロコモの三大原因は、骨粗鬆症や骨粗鬆症による脆弱性骨折、変形性関節症や関節炎による下肢の関節機能障害、脊柱管狭窄症による脊髄・馬尾・神経根障害です。

ロコモ予防のために、自宅で継続的に実行できるトレーニング「ロコトレ」が推奨されています。

▼7つのロコチェック

①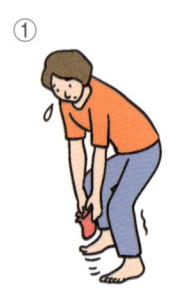
片脚立ちで
靴下がはけない

②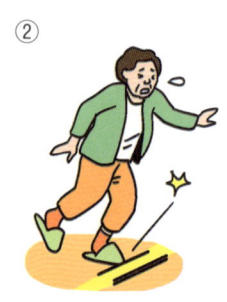
家の中でつまづいたり
すべったりする

③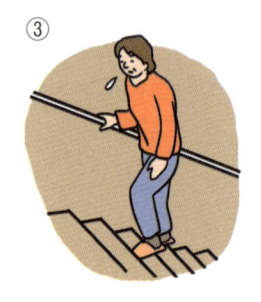
階段を上がるのに
手すりが必要である

④
家のやや重い
仕事が困難である

⑤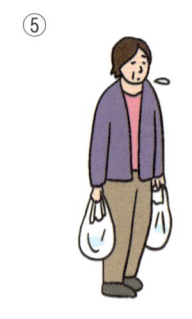
2kg程度の買い物をして
持ち帰るのが困難である
1リットルの牛乳パック2個程度

⑥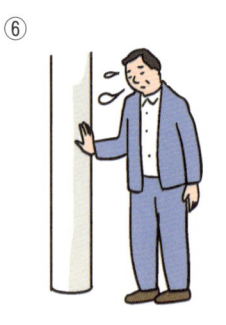
15分くらい続けて
歩くことができない

⑦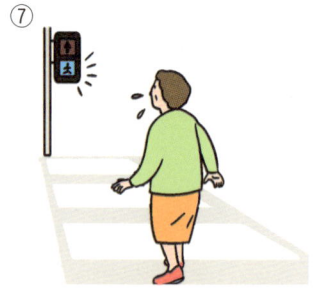
横断歩道を青信号で
渡りきれない

7項目のうち1つでも当てはまればロコモが疑われます。

chapter 5

下肢の痛みを伴う疾患とケア

立つ、歩くといった日常動作で最も使うのが下肢です。

靭帯損傷や骨折などの外傷だけでなく、

加齢変化も起こりやすい部位です。

下肢の痛みを伴う代表的な疾患を理解し

日常のケアに役立てましょう。

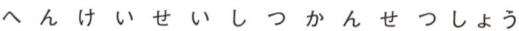

変形性膝関節症
(へんけいせいしつかんせつしょう)

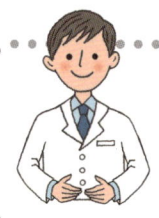
主に加齢によって膝関節の軟骨がすり減って、関節の変性や関節炎が起こる疾患です。特に女性に多く、高齢になるほど罹患率は高くなります。寝たきりや要介護となる要因の1つです。

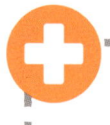
症状

主な症状は膝の痛みと膝に水が貯まることです。

初期：立ち上がり、歩きはじめなど動作開始時に痛みがありますが、休めば痛みはとれます。
中期：運動時痛が持続し、階段の昇降や正座が困難になります。
末期：安静時痛や夜間痛も出現します。変形が目立ち、O脚となったり、膝がピンと伸びずに歩行が困難になります。

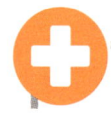
原因

　加齢変化によって関節軟骨や半月板が徐々に摩耗して変性すると、関節内に骨が露出して骨同士がこすれあって、骨硬化や骨棘の形成をきたし、膝関節の変性が進行していきます。
　軟骨や半月板の変性によって関節炎が起こると、関節液が多量に分泌されて関節が腫れます。
　肥満、足の筋肉の衰え、膝への負担が大きいスポーツや仕事、O脚やX脚などの下肢の変形が危険因子となります。また、骨折、靭帯や半月板損傷などの外傷、化膿性関節炎などの感染の後遺症として発症することもあります。

関節軟骨に変性が起こっていても無症状のことも多いのよ。
膝のだるさ、鈍痛感、こわばりが出てきたら要注意！

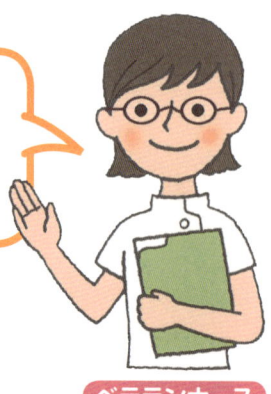
ベテランナース

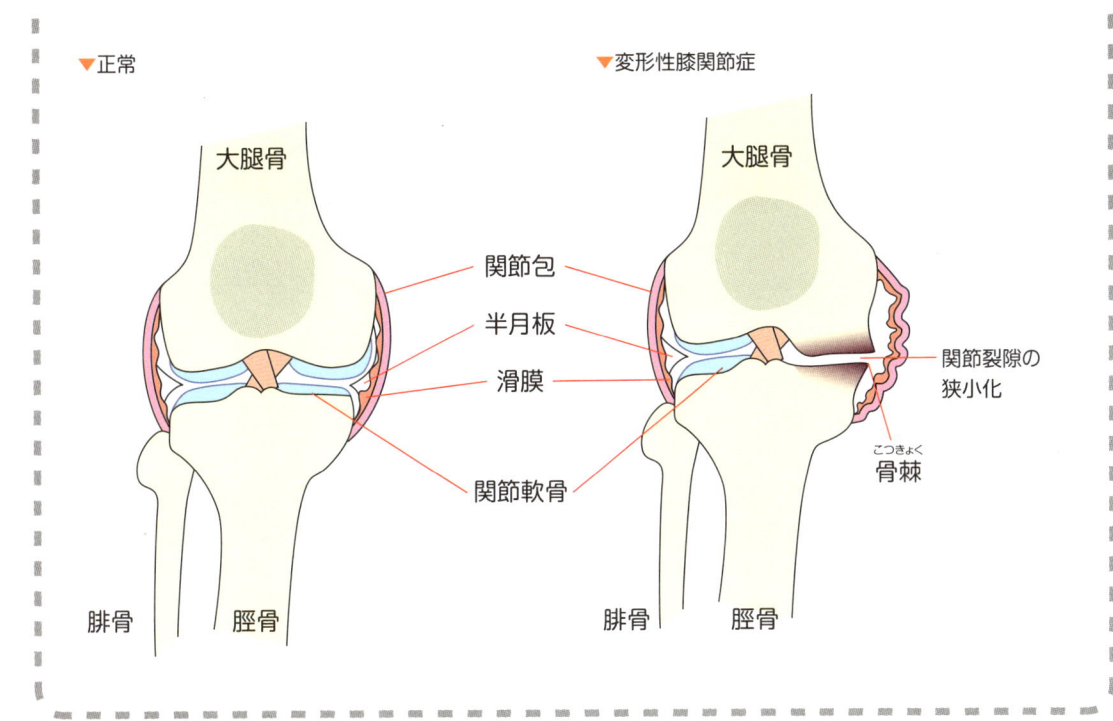

▼正常　　　　　　　　　　　　　　　　▼変形性膝関節症

大腿骨　　　　　　　　　　　　　　　　大腿骨

関節包
半月板
滑膜

関節裂隙の
狭小化

こつきょく
骨棘

関節軟骨

腓骨　　脛骨　　　　　　　　　　腓骨　　脛骨

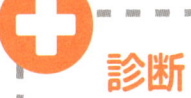

診断

身体所見に加えてX線検査で診断することができます。

問診・視診・触診：膝内側の圧痛の有無、関節の動きの範囲、腫れやO脚変形などの有無を調べます。
X線検査　　　　：関節軟骨の摩耗の頻度、関節裂隙の狭小化、骨棘などを確認します。
MRI検査　　　　：必要に応じて実施。ごく初期の変化を捉えることができます。
関節液検査　　　：炎症で腫れている場合に実施します。変形性膝関節症では黄色透明の関節液が認
　　　　　　　　　められ、関節リウマチなどとの鑑別に有用です。

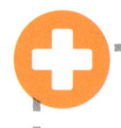
治療

　保存療法で進行を遅らせます。保存療法で症状の改善がみられず、生活に支障が出る場合は手術を検討します。

●保存療法

・生活習慣の改善：

　・正座、階段昇降、長時間歩行など痛みが出る動作を避けます。

　・肥満を改善し、適正体重を保つようにします。

　・膝をクーラーなどで冷やさず、温めて血行をよくします。

　・和式トイレはやめて、洋式トイレを使用します。

・薬物療法：NSAID内服や外用、ヒアルロン酸膝関節内注射など。

・運動療法：大腿四頭筋などを鍛えて、膝の安定性を高め、関節可動域を改善します。

・装具療法：

　・足底板：膝の内側の荷重負荷を分散して膝への負担を軽減します。

　・膝装具：負荷を軽減し、安定性を高めます。

●手術療法

・関節鏡視下手術：内視鏡を用いて傷んだ半月板や軟骨を処置します。効果の持続が短いことがあります。

・高位脛骨骨切り術：脛骨の一部を切ってO脚を矯正します。術後、膝に負担がかかる仕事やスポーツも可能となります。矯正した骨が癒合するまで2〜3ヵ月かかります。

・人工膝関節置換術：膝関節の変形した部分を取り除き人工関節を入れます。除痛効果が高いです。

▼関節鏡手術

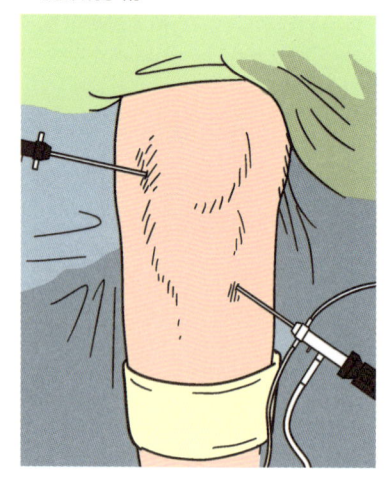

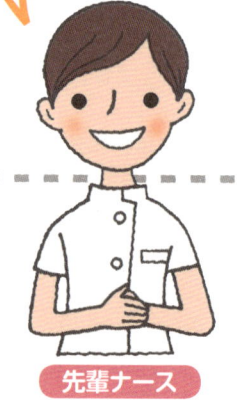

運動療法は効果が出るまでに時間がかかります。途中でやめてしまわないように指導することが大切よ。

先輩ナース

<ruby>半<rt>は</rt></ruby><ruby>月<rt>ん</rt></ruby><ruby>板<rt>げ</rt></ruby><ruby>損<rt>つ</rt></ruby>傷

はんげつばんそんしょう
半月板損傷

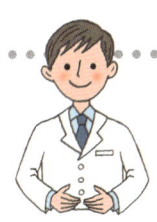

過剰な体重負荷や外傷などの強い衝撃やねじれによって半月板の一部が大腿骨と脛骨の間に挟まって亀裂が生じたり、かけたりした状態です。若年者から高齢者まで発症します。

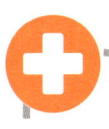

症状

半月板損傷では以下の症状がみられます。

・運動時に膝の痛みがあります。
・膝を伸ばした際のひっかかり感があります。
・歩いたときなどに膝がガクッと崩れることがあります。
・膝を曲げた後に伸ばすことができないロッキングという状態になります。
・膝に水が貯まります。

受傷直後の痛みはいったん治まるけど、運動するとまた痛みが出てくるのよ。

ベテランナース

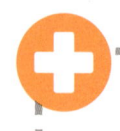

原因

　半月板は大腿骨と脛骨の間にあるC型をした軟骨でできた板です。内側・外側にそれぞれに半月板はあって、膝関節を安定させる役割と、関節面の衝撃を分散させる役割があります。

　膝関節は屈曲しながらひねると、水平方向のストレスが加わるため、半月板に損傷が生じます。

　半月板のみが損傷する場合と、前十字靭帯損傷などに合併して起こる場合があります。

　半月板は加齢に伴って変性するため、40歳以上ではちょっとした外傷でも半月板損傷が起こりやすくなります。

　損傷の状態によっては放置すると、さらに関節軟骨を傷めることもあります。

　半月板損傷は慢性化すると、変形性膝関節症に発展する可能性があります。

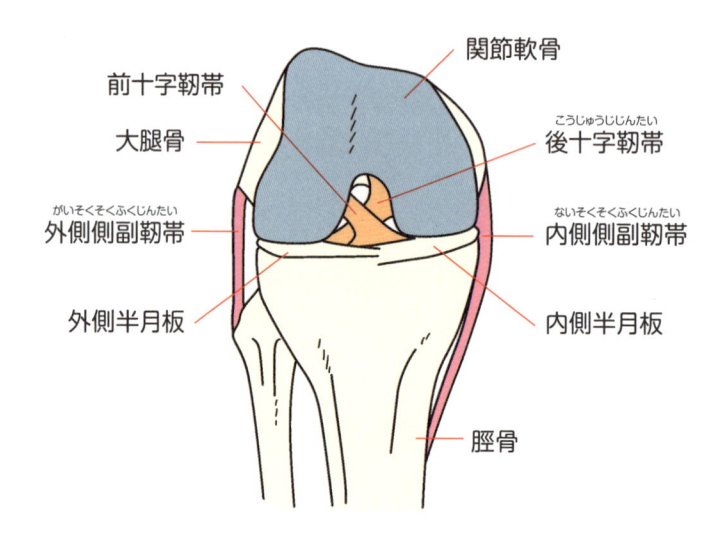

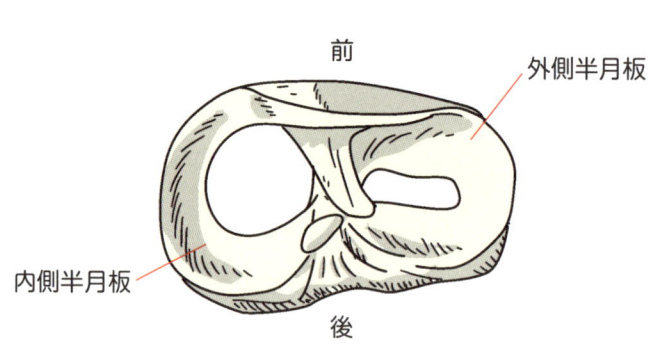

◀ 脛骨を上方から見た図

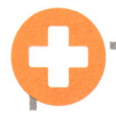

好発スポーツ

　「好発」とは発生頻度が高いことをいいますが、バスケットボール、バレーボール、体操、サッカー、テニス、野球、スキーなどが代表的なものです。

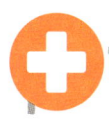

診断

身体所見に加えてＸ線検査で診断を確定します。

問診　　　　：受傷状況を聴取します。
視診・触診　：アプレイテストや外反ストレステストなどで、半月板損傷の有無を確認します。
単純Ｘ線検査：半月板自体は写りません。骨の異常などを確認します。
MRI検査　　：半月板損傷の部位・程度を詳細に調べ、靭帯損傷の合併を確認します。

▼アプレイテスト

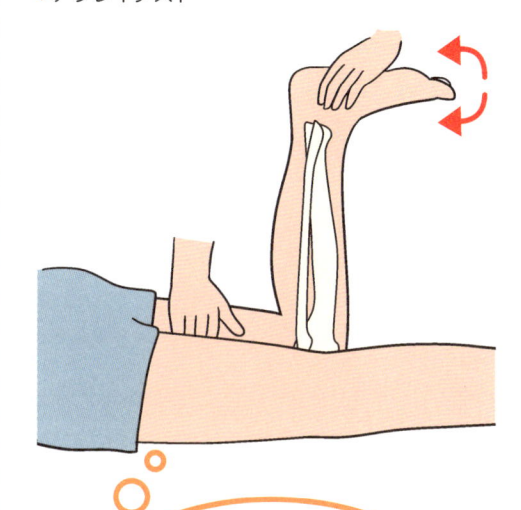

伏臥位で膝を90°曲げた状態で、片手で足部、もう片方の手で大腿後面を持って、下腿の軸方向に圧迫しながら内外旋させます。

▼外反ストレステスト

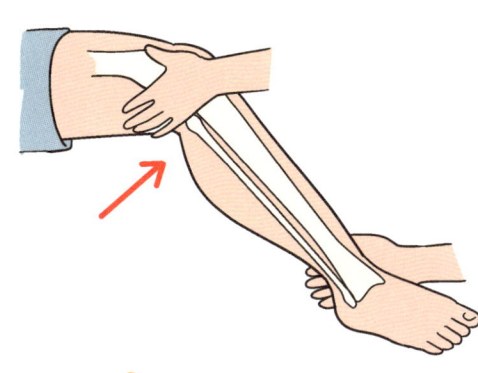

仰臥位で膝を20〜30°曲げて、片手を膝の外側に当てもう一方の手で足関節部を持って、膝に外反ストレスをかけます。

受傷時は患部をできるだけ動かさないようにして、痛みが取れたらドクターの指導のもとで徐々に運動療法を始めます。

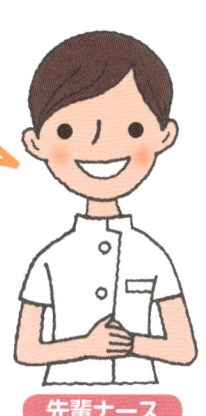

先輩ナース

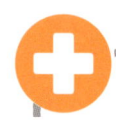

治療

　受傷後早期で断裂部位が辺縁部で幅が1cm以内の場合は、保存療法を行います。断裂部位が大きい場合や自然治癒が期待できない場合は手術療法を検討します。

●保存療法

・日常生活指導：正座など、半月板に負担がかかる膝関節の深屈曲の肢位は避けるようにします。
・運動療法：膝周囲の筋力トレーニングや大腿四頭筋訓練を行い、膝関節の安定化を図ります。
・薬物療法：NSAIDの内服、ヒアルロン酸の関節内注射
・装具療法：ギブス固定

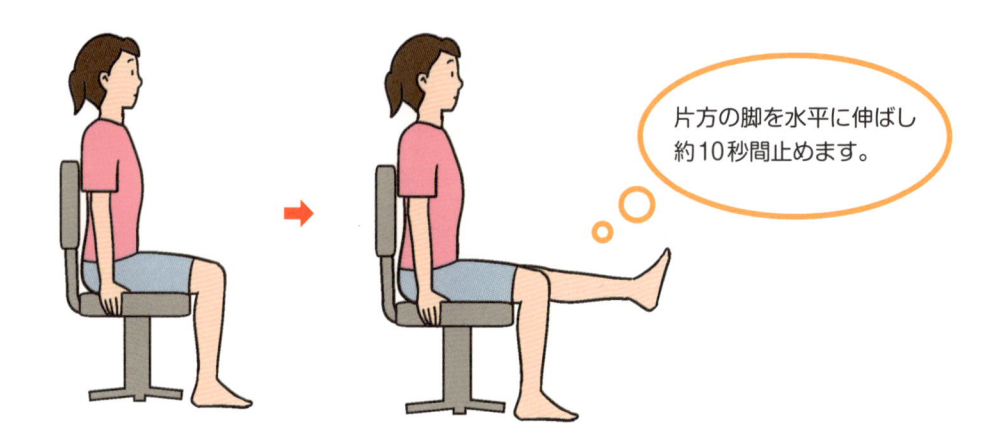

片方の脚を水平に伸ばし約10秒間止めます。

▼横になって行う体操

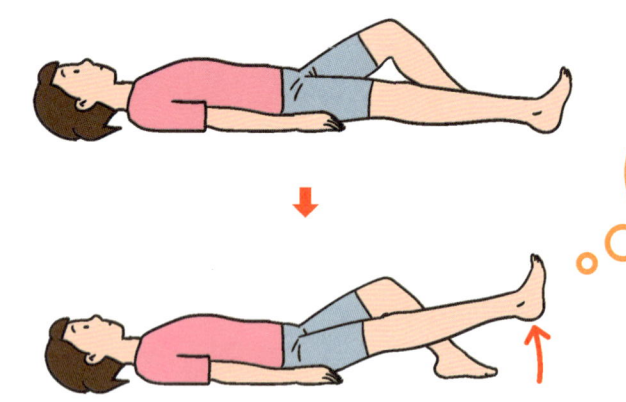

片方の脚の膝を立て、もう片方の脚を15〜20cm上げて約10秒間止めます。

●手術療法

・関節鏡視下半月板縫合術：半月板辺縁部の縦断裂の場合は、関節鏡を用いて断裂部の縫合修復を行って、半月板の本来の機能回復を図ります。断裂形態や縫合方法によって安静やリハビリの指導内容が異なります。
・関節鏡視下半月板部切除術：水平断裂や横断裂の場合は、関節鏡を用いて変性部のみ切除します。麻酔の完全覚醒後から歩行可能となるため、積極的なリハビリを行います。

膝靭帯損傷
しつじんたいそんしょう

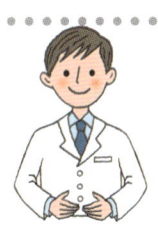
過度な外力が加わって膝関節の安定性を支える靭帯が損傷した状態です。受傷部位によって、内側側副靭帯損傷、外側側副靭帯損傷、前十字靭帯損傷、後十字靭帯損傷に分けられます。多くはスポーツ外傷や交通事故で発症します。

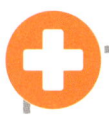

症状

受傷後3週間くらいまでの急性期は、膝の痛みと可動域制限がみられ、関節内血腫が目立ってくることもあります。

急性期を過ぎると、痛み、腫れ、可動域制限は軽快してきますが、損傷部位によっては膝の不安定感が目立ってくることがあります。不安定感を放置すると新たな半月板損傷や軟骨損傷などを生じ、膝に慢性的な痛みや腫れが出てきます。

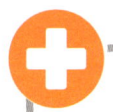

原因

4つの靭帯が膝関節の安定性を保っています。スポーツ外傷や交通事故などで大きな力が膝に加わった時に、その外力の方向に応じて靭帯に損傷が生じます。

一般に外反強制により内側側副靭帯が、内反強制により外側側副靭帯が損傷します。脛骨上端の前内方に向かう外力で前十字靭帯が、後方への外力で後十字靭帯が損傷します。

内側側副靭帯損傷最が最も頻度が高く、単独の外側側副靭帯損傷は稀です。強大な外力で複数の靭帯が損傷することもあります。

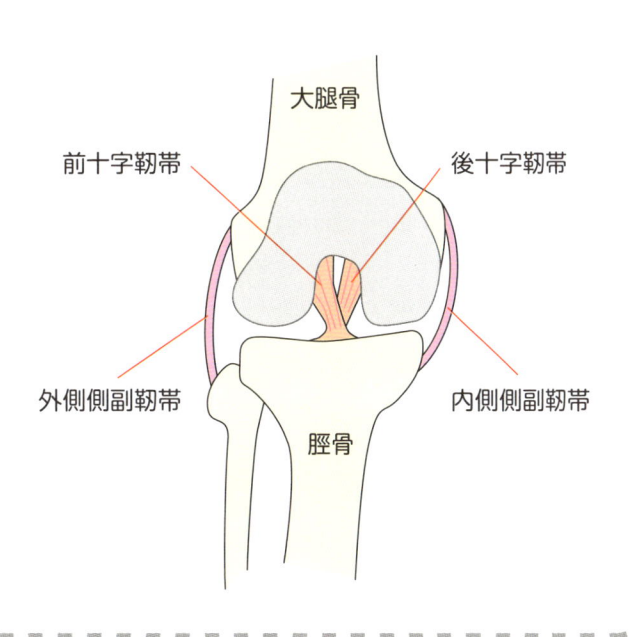

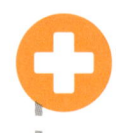

診断

徒手テストではストレスを加えて緩みの程度を健側と比較します。X線検査では靭帯は写りませんが、MRI検査では靭帯がはっきりと描出され、半月板損傷合併の有無も確認できます。

●徒手テスト

▼前方引き出しテスト（前十字靭帯損傷）

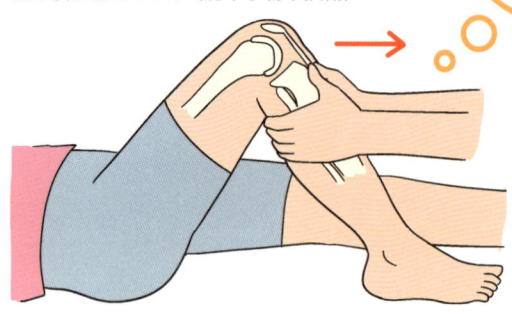

仰臥位で膝を90度曲げた状態で、下腿を前方に引き出します。

前十字靭帯損傷の受傷時に「膝が外れた」「膝の中でポキッと音がした」と患者さんが表現することがあるわよ。

ベテランナース

▼後方押し込みテスト（後十字靭帯損傷）

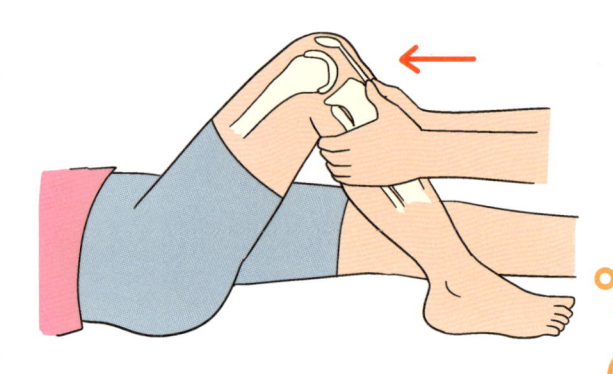

仰臥位で膝を90度曲げた状態で、下腿を後方に押し込みます。

▼ラックマンテスト（前十字靭帯損傷）

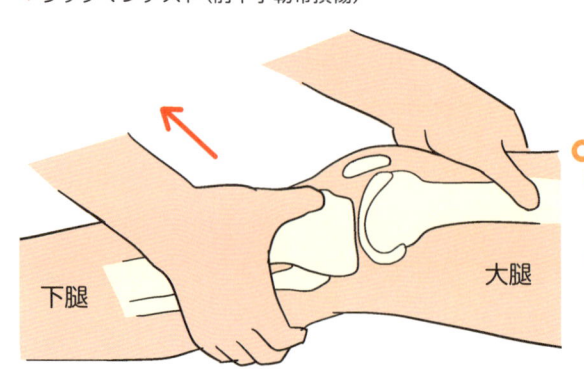

下腿

大腿

仰臥位で膝を10〜20度曲げた状態で、片手で大腿遠位、反対の手で下腿近位を前方に引き出します。

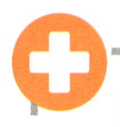

治療

　受傷直後は疼痛や腫脹が激しいため、局部の安静とNSAIDの内服、アイシングなどで炎症の抑制を図ります。患肢に負荷をかけないように歩行時には松葉杖を使用し、就寝時は患肢を挙上します。

●内側側副靭帯損傷・後十字靭帯損傷の治療

　まずは保存療法を選択し、保存療法で膝の不安定性が改善されない場合は手術を検討します。

●主な保存療法

　・装具療法：支柱付き装具
　・運動療法：筋力低下を最小限にするためにできるだけ早期から行います。

▼支柱付き装具

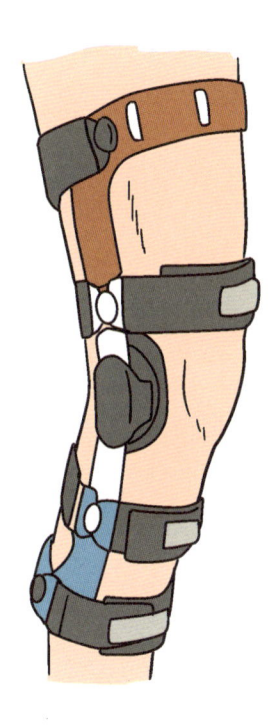

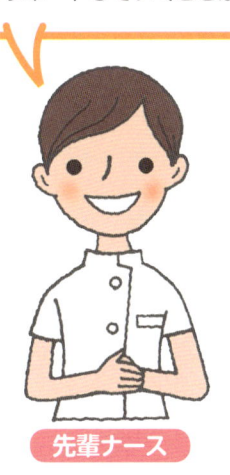

術後に3〜6ヵ月程度のリハビリが必要なことを、患者さんに術前にきちんと説明してサポートしていくことが大切ね。

先輩ナース

●前十字靭帯損傷の治療

　保存療法で改善があまり期待できないため手術を選択することが多くなります。

●主な手術療法

　関節鏡視下靭帯再建術：ハムストリング腱や膝蓋腱などの自家組織や人工靭帯を用いて再建します。術後は3〜6ヵ月程度のリハビリを行い、徐々にスポーツ復帰します。

外反母趾

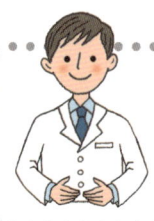
母趾が第2趾のほうに「くの字」に変形し、様々な障害が現れる疾患です。中高年の女性に多くみられます。靴の歴史の長い欧米人に多い疾患でしたが、最近は日本でも急増しています。

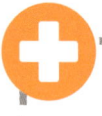 症状

　母趾のつけ根の関節の内側の突出したところが痛みます。初期は突出部が靴に当たって痛みが生じ、靴をはいているのが苦痛になります。変形が進行すると痛みが増強し、靴を履いていなくても痛むようになります。

　進行例では第2、第3趾の関節底側に有痛性のたこ（胼胝）ができます。

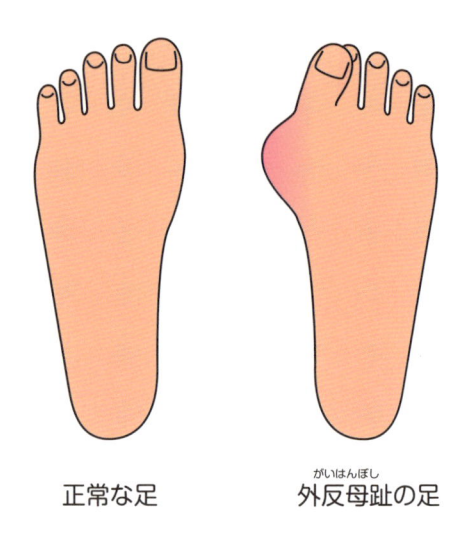

正常な足　　　　外反母趾の足
（がいはんぼし）

体の中心からみて母趾が外側に向いているから、外反母趾というのよ。
小趾が内側に曲がる変形は内反小趾なの！

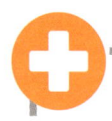 原因

　何らかの要因で足のアーチ構造が崩れて母趾の中状に内側に開き、その他の指が外側に圧迫されて変形し、母趾の付け根の内側に膨隆（バニオン）と滑液包炎が生じます。

　一番の要因は靴で、幅の狭いつま先が細くなった靴を履くと、母趾のつけ根から先が圧迫されて変形します。ヒールの高い靴はつけ根にかかる力が増えてさらに変形を強くします。

　10歳代に発症するものは、母趾が人差し指より長い、生まれつき扁平足といった外反母趾になりやすい特徴があります。また、30〜40歳代に発症する原因としては靴に加えて、体重増加や筋力低下などの外的要因が大きいようです。

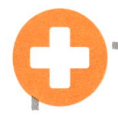
診断

　単純X線検査では体重をかけずに撮影すると外反母趾の程度が軽くなるため、立位で測定します。

　「外反母趾診療ガイドライン2014」では正面画像で外反母趾角で重症度を分類しています。

　　20°以上を外反母趾
　　20°〜30°を軽度
　　30°〜40°を中等度
　　40°以上を重度

　変形の程度と痛みの程度は必ずしも一致しないので、痛みによる日常生活への支障を考慮して診断します。

▼外反母趾角（HV角）

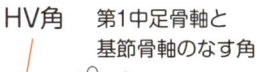
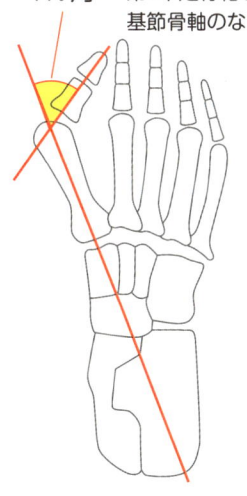

HV角　　第1中足骨軸と
　　　　基節骨軸のなす角

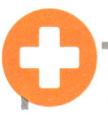
治療

　保存療法で痛みを軽減し進行を抑えます。痛みが強くなり、靴を履いての歩行が辛くなった場合には手術を検討します。

●保存療法

靴の指導のほか、以下の治療法を行います。

靴の指導：母趾のつけ根がフィットし、先は足趾が動かせるような先が広く、靴の中で前に滑らないように紐やストラップが付いた靴を選択します。ハイヒールや足先が細くなっている靴は避けます。

装具療法：痛みを軽減するために外反母趾用装具や足底挿板を装着します。

運動療法：足趾のすべてを開く体操（外反母趾体操）や、両足の母趾に輪ゴムをかけて足先を開きながら引っ張り合う体操（ホーマン体操）などが効果的です。

▼外反母趾装具

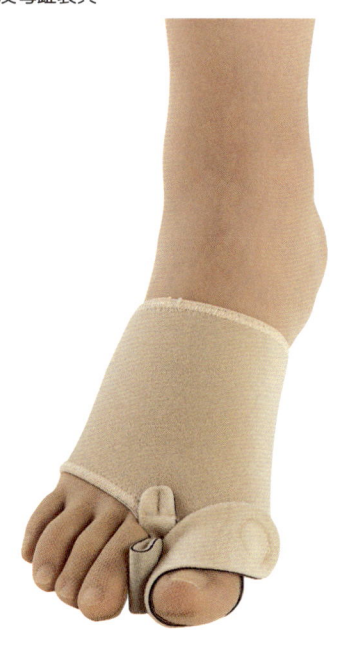

写真提供：一般社団法人　日本義肢協会

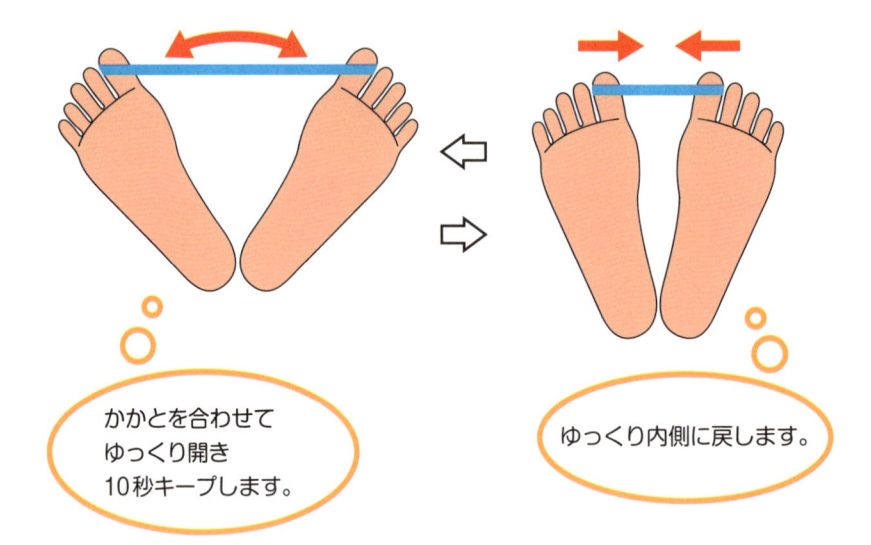

▼ホーマン体操

かかとを合わせて
ゆっくり開き
10秒キープします。

ゆっくり内側に戻します。

●手術療法

外反母趾の手術法にはいろいろあり、変形の進行の程度により方法を選択します。

最も一般的なのは中足骨を骨切りして矯正する方法です。

手術は腰椎麻酔下や局所麻酔下に1時間以内で、翌日から歩くことはできます。

従来の靴が履けるようになるまでに2ヵ月間くらい要します。

外反母趾を少しでも食い止めるには、
運動療法を続けることが肝心！

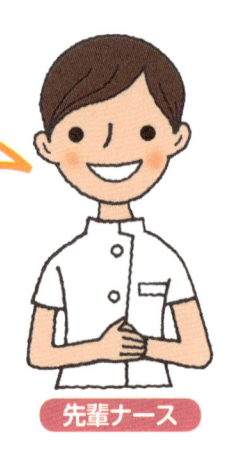

先輩ナース

足根管症候群
そっこんかんしょうこうぐん

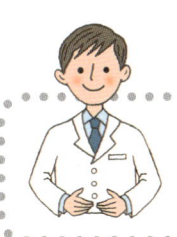

足根管で脛骨神経が圧迫・牽引されて生じる絞扼性神経障害です。進行すると手術が必要になります。
こうやくせい

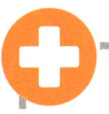

症状

以下の症状が現れます。

・かかと以外の足の裏から足の指にかけて、しびれて痛くなります。足の甲や足首より上方にしびれが出ることはありません。
・足をついたときに、ものがついているように感じることがあります。
・外出から戻って暖房や入浴で足が急速に温められると、足底に違和感や灼熱感が生じます。
・安静時痛や夜間痛が起こります。
・冷えを伴うことがあります。
・母趾の筋肉が萎縮します。

患肢のしびれや痛みを避けるために健側でかばうように歩くこともあるから、患者さんの歩き方にも注意してね。

先輩ナース

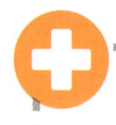

原因

　内くるぶしの下には、足の裏に向かう脛骨神経、血管、腱が走行するトンネル様構造の足根管があります。何らかの原因によって足根管で脛骨神経が圧迫されると、足底にしびれや痛みが生じます。

　圧迫が起こる原因としては、ガングリオン＊や神経腫などの腫瘍性病変、距骨・踵骨癒合性の骨性隆起、足首捻挫、踵骨骨折といった外傷やその後の出血などがありますが、明らかな原因がない特発性もあります。

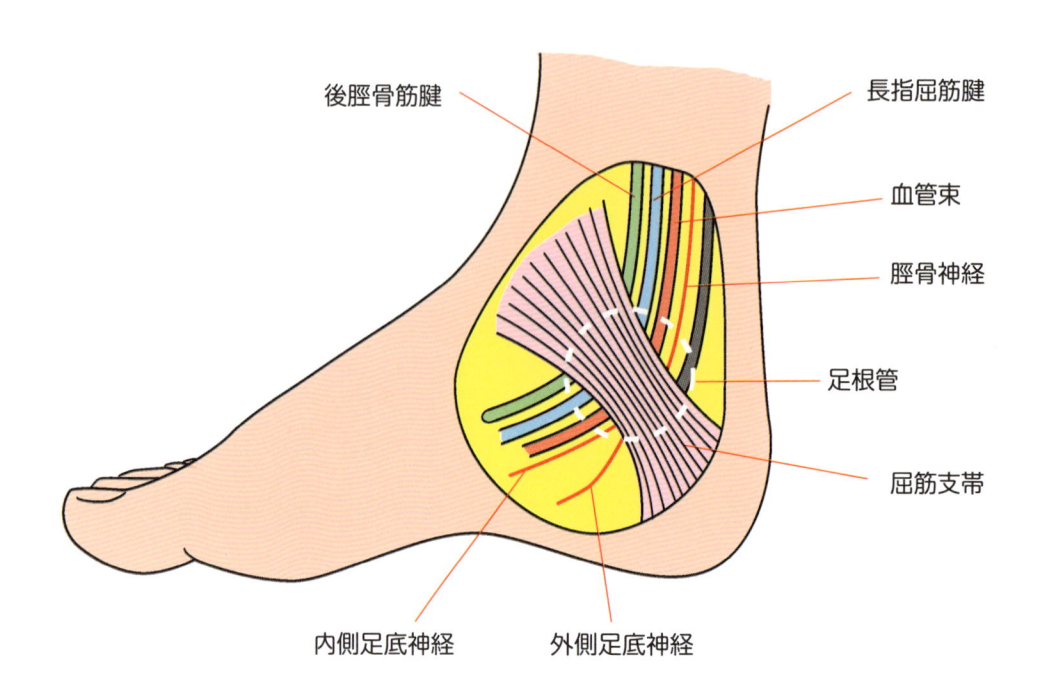

後脛骨筋腱

長指屈筋腱

血管束

脛骨神経

足根管

屈筋支帯

内側足底神経

外側足底神経

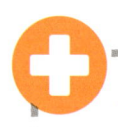

診断

　まず足底の感覚障害、足根管の圧痛、ティネル徴候などを確認します。神経伝導速度検査で後脛骨神経の伝導速度が遅延することがあります。圧痛部の局所麻酔注射で症状が軽快すれば診断はほぼ確定します。

　単純Ｘ線検査やMRIでは発見することができません。

　腰の病気や糖尿病による足のしびれに隠れていることがあります。

＊**ガングリオン**　ゼリー状の物質の詰まった腫瘤です。

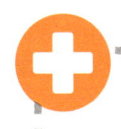

治療

　基本的にはまず保存療法を行います。ガングリオンなど明らかな神経を圧迫する原因がある場合や、保存療法で症状が改善しない場合は手術を検討します。

●保存療法

　局所安静：しびれや痛みなどの症状がある部位を安静に保ちます。
　薬物療法：NSAIDやビタミンB12製剤の内服、局所麻酔薬やステロイド薬の局所注射
　装具療法：足根管の内圧を軽減するために足底挿板を入れることがあります。
　生活指導：起き上がりや立ち上がり時に患肢に体重をかけないようにして患肢への負担を避けるように指導します。

●手術療法

　局所麻酔で内くるぶしの部分を4cm程切開し、ガングリオンなどの腫瘤や骨性隆起など神経を圧迫している原因を切除します。手術時間は1時間ほどです。術後は早期から可能な部位のリハビリを開始します。

　発症から長く経過している場合、手術を行ってもディネル徴候が残り、完治が難しいことがあります。

患者さんのADLやQOLを維持するためには早期発見・早期治療が重要！

ベテランナース

閉塞性動脈硬化症（ASO）

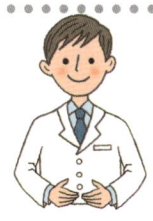

足の血管の動脈硬化が進み、血管の狭窄や閉塞によって、十分な血流が保てなくなり、様々な症状が現れる疾患です。重症となった場合は下肢切断の可能性もあり、生命予後は極めて不良となります。60歳以上の男性に多い傾向があります。

症状

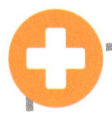

歩行時の足のしびれ、痛み、冷感、間欠性跛行などがみられます。

進行度によって4期に分類されます。

脊柱管狭窄症による間欠性跛行は姿勢の影響を受けて、下肢痛が後屈で悪化し、前屈で軽減しますが、閉塞性動脈硬化症は姿勢の影響を受けません。

▼ASOのシグナル

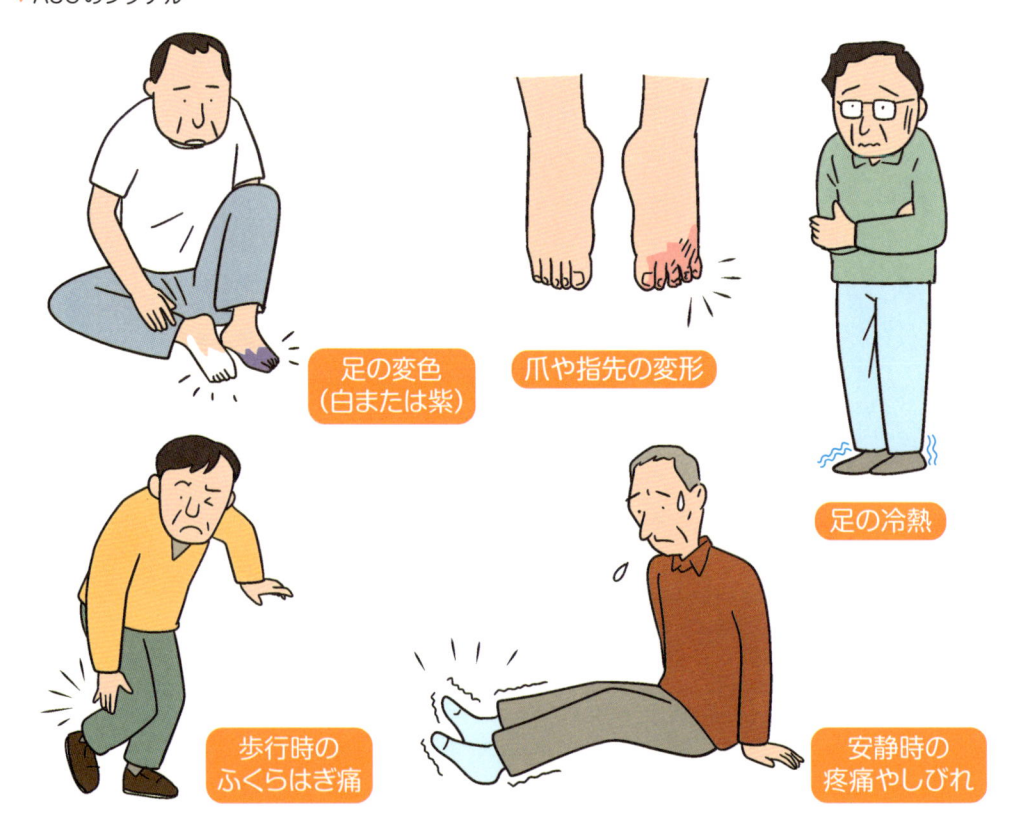

足の変色
（白または紫）

爪や指先の変形

足の冷熱

歩行時の
ふくらはぎ痛

安静時の
疼痛やしびれ

症状によって以下の4つの病期に分けられています。

▼閉塞性動脈硬化症の病期分類

Ⅰ期	足が冷たい。足がしびれる。無症状の場合もあります。
Ⅱ期	歩行時に主にふくらはぎに締め付けられるような痛みが出現しますが、休憩すると数分で回復します（間欠性跛行）。歩行距離は徐々に短くなります。階段昇降で特に痛みが出ます。
Ⅲ期	安静時にも下肢の痛みが出現します。刺すような痛みが常に持続し、夜間に強くなります。
Ⅳ期	足に潰瘍ができ壊死が生じます。

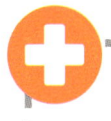

原因

　下肢の動脈硬化が進行し動脈の狭窄や閉塞が生じて、血液循環が悪化することで酸素や栄養が十分に行きわたらないため、様々な障害が出現します。

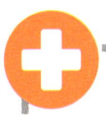

危険因子

　危険因子には、加齢や男性に発症しやすいほか、肥満、糖尿病、脂質異常症、高血圧、喫煙習慣、虚血性心疾患の既往、脳血管障害の既往、ストレスなどが挙げられます。

煙草は最大の危険因子です！
喫煙している患者さんには禁煙を勧めましょう。

ベテランナース

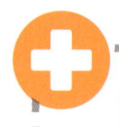

診断

診断において触診は重要です。

触診：足の皮膚や筋肉の状態、下肢動脈の拍動を確認します。
足関節上腕血圧比（ABI）：足関節と上腕で
　測定した血圧の比です。
　　0.9以下で閉塞性動脈疾患が疑われます。
　　0.5以下になるとかなり強い虚血症状が
　　出てきます。
　　1.0以上であっても糖尿病や慢性腎不全
　　では必ずしも正常とはいえません。
MRI検査・CT検査、血管造影検査：詳細に
　血管病変を捉えるため確定診断ができま
　す。

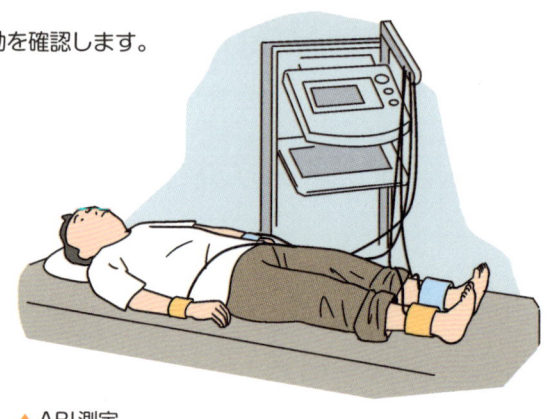

▲ ABI測定

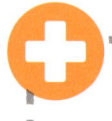

治療

　Ⅰ期、Ⅱ期では保存療法を行います。保存療法を3〜6ヵ月くらい行っても症状が改善しない場合や、Ⅲ期〜Ⅳ期に進行した場合は手術を検討します。

●保存療法

運動療法　　　：歩行訓練により血流障害が改善し、歩行距離が増加します。
薬物療法　　　：抗血小板薬、血管拡張薬、抗凝固薬の投与により、血液の流れを改善させて冷感や疼痛を軽減させます。
生活習慣の改善：食生活の改善、禁煙、足の皮膚の保護、保温や保湿、足を清潔に保つことなどを指導します。

●手術療法

①経皮的血管形成術：血管内にカテーテルを挿入して、血管の狭窄部や閉塞部を拡張します。バルーン拡張術、ステント留置術などがあります。
②血行再建術　　　：人工血管や体の他の部分から切り取った血管をバイパスとして取り付け、血流を確保します。

早期の適切な治療と管理によって下肢切断を回避することが重要です。

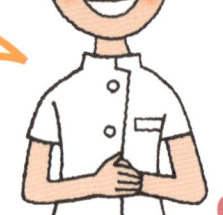

先輩ナース

深部静脈血栓症
しん ぶ じょうみゃくけっせんしょう

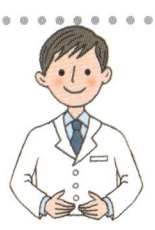 深部の静脈内に血栓が形成される病態で、下肢に多く発生します。術後や飛行機・バスなどで長時間同じ姿勢のままで足を動かさないでいると、静脈の血液の流れが遅くなって、血栓ができやすくなります。その血栓が肺動脈に詰まるものが肺塞栓症です。

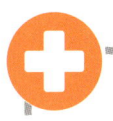 症状

ふくらはぎの腫れや痛み。静脈周辺の皮膚の発赤、熱感、深部静脈血栓症は無症状のこともあり、肺塞栓症による胸痛が生じてから初めてわかることもあります。

原因

静脈の血流は、歩行など下肢の運動で起こる筋肉の収縮によって助けられています。術後に安静にしていたり長時間同じ姿勢でいると、静脈の血液が悪くなり、血栓が形成されやすくなります。小さい血栓は自然に溶けますが、大きな血栓が肺の動脈へ送られると詰まる可能性があります。

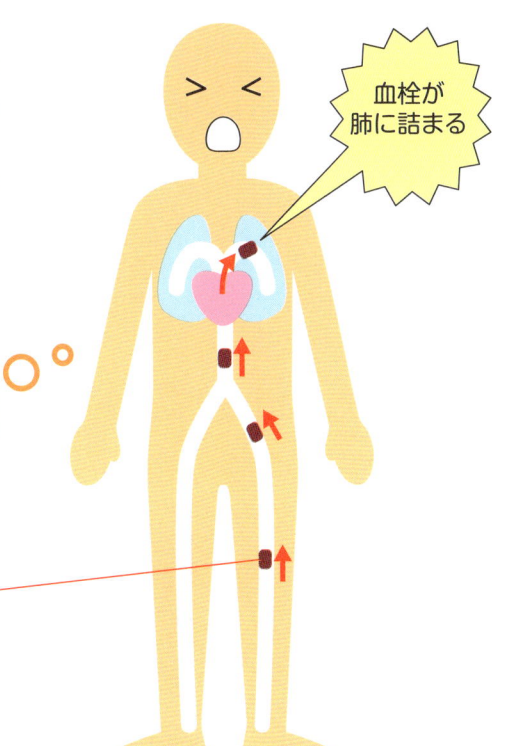

血栓が肺に詰まる

起立や歩行などをきっかけに足の血管から離れ血液の流れに乗ります。

長時間同じ姿勢でいると、足の静脈に血栓ができやすくなる。

●発症リスク

深部静脈血栓症の発症リスクとしては以下のものが考えられます。

・高齢
・下肢の手術や骨折などのけが
・肥満
・下肢静脈瘤
・経口避妊薬（ピル）使用
・妊娠中や出産直後
・糖尿病、高血圧、脂質異常症など。

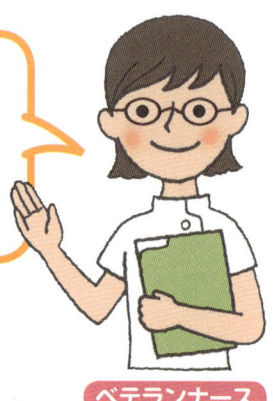

下肢骨折や股関節、膝関節などの術後で、長期間下肢の安静が続いた場合は要注意！
リハビリ開始前に下肢の深部静脈血栓の有無を調べます。

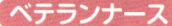

ベテランナース

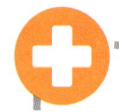

診断

診断にはエコー検査、造影CT検査などが用いられます。

エコー検査　：深部静脈血栓症が疑われたら最初に行います。
血液検査　　：凝固線溶マーカーのD-ダイマーで体内に血栓できているかどうかを確認します。
造影CT検査：血管内に造影剤を注入し血管の形態や走行、閉塞の状態を撮影して血栓を確認します。

肺塞栓が疑われる場合は、肺シンチグラフィーや造影CT検査を行います。

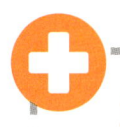
治療

　深部静脈血栓症が確認された場合、肺塞栓症を起こす危険性があるため、速やかに治療を開始します。下肢の痛みや腫れが強い場合は手術を検討します。

●保存療法
薬物療法：深部静脈血栓症の急性期（発症1〜2週間以内）は血栓ができないように、ヘパリンなどを
　　　　　約1週間投与し、その後はワルファリンを投与します。
　　　　　最近では直接経口凝固薬（DOAC）も使われています。
圧迫療法：弾性ストッキング、静脈フットポンプ、間欠的空気圧迫法などで患肢を圧迫します。

●手術療法
カテーテル血栓吸引・溶解療法
　　　　　　：カテーテルを血管内に挿入・留置して、血栓を吸引したり、溶解剤を投与します。
外科的血栓摘除術：外科的に静脈を露出させ、血栓を除去します。
下大静脈フィルター留置術
　　　　　　：肺血栓症のリスクが高い場合や抗凝固薬が使用できない場合は下大静脈にフィル
　　　　　　ターを留置し血栓を捕え、血栓の肺への移動を防ぐこともあります。

弾性ストッキングは正しく着用しないとかえって症状を悪化させる可能性があるのよ。気をつけてね。

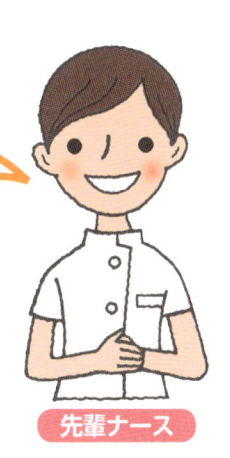

先輩ナース

肉離れ
にくばな

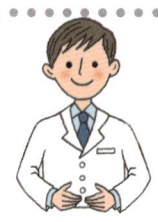

筋断裂は急激な筋肉収縮動作によって起こる傷を伴わない閉鎖性筋損傷で、そのうち部分断裂を筋肉離れと呼びます。スポーツによるものが多く、典型的なふくらはぎの肉離れは下腿三頭筋の部分断裂で、大腿部の前面は大腿四頭筋、後面はハムストリングスの部分断裂です。

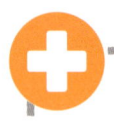

症状

前触れなく強い痛みを生じ、筋の脱力感がみられます。痛みは1～2週間程度続きます。

体重をかけると痛むため通常の歩行ができなくなります。

断裂部分には内出血を生じ、筋に沿って触れていくと断裂部分に凹みがわかることがあります。

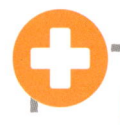

原因

ジャンプやダッシュなど、筋肉が瞬間的に過度に収縮することで、筋膜が急に伸ばされて部分断裂します。

断裂部位には瘢痕組織が入りこみます。瘢痕組織はそれまでの筋肉よりも耐久性や伸縮性が劣るため、再受傷しやすくなります。

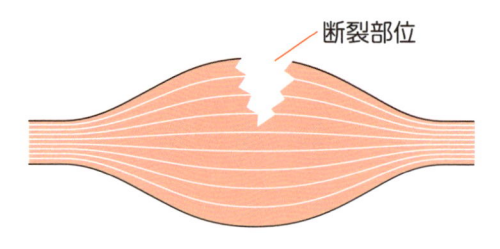

断裂部位

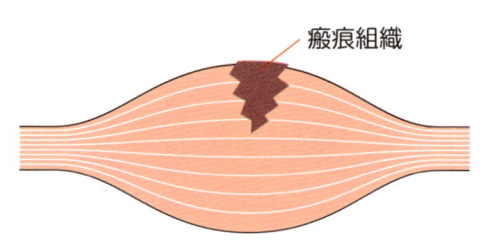

瘢痕組織

●発生要因

- ・筋肉の柔軟性不足
- ・ウォーミングアップ不足
- ・筋肉疲労
- ・拮抗筋の筋力バランスの不良
- ・筋力や持久力の低下
- ・間違ったフォームによる動作　など

●好発部位

発症しやすい部位は、下腿三頭筋、大腿四頭筋、ハムストリングスなどです。

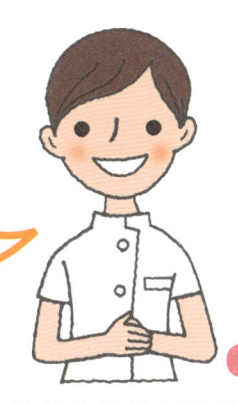

気温も危険因子の1つ。寒い日は筋肉が動きづらいので、肉離れを起こしやすくなるのよ。

先輩ナース

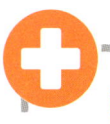

診断

スポーツ中に強い力がかかった可能性があって典型的な部位に圧痛があれば、診断することができます。必要に応じてMRI検査で筋の損傷状態や範囲を確認します。

●重症度

筋肉をストレッチしたときの痛みで重症度がわかります。

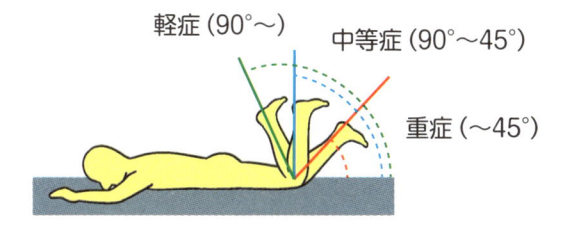

ハムストリングス

軽症（70°〜）
中等症（70°〜30°）
重症（〜30°）

大腿四頭筋

軽症（90°〜）
中等症（90°〜45°）
重症（〜45°）

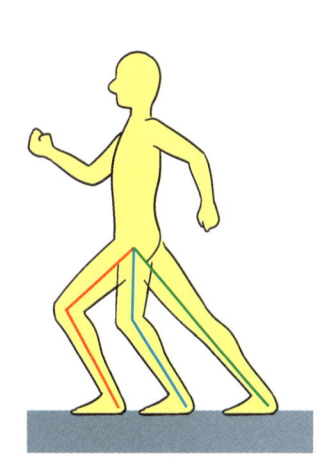

下腿三頭筋

重症　：膝を曲げてもストレッチで痛むほど、つま先立ち不可
中等症：膝を曲げていればストレッチ痛が軽い
軽症　：ストレッチ痛が軽い

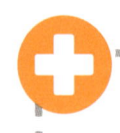

治療

受傷後はただちに RICE 処置を行い、48 時間は RICE（ライス）に従った治療を続けます。

・RICE 処置：傷のない外傷に対する一般的な応急処置方法。

Rest（安静）	：二次的な悪化を防ぎます
Icing（冷却）	：腫れや痛みなどを和らげます。
Compression（圧迫）	：テーピングや弾性包帯を用いて患部の内出血と腫れを防ぎます。
Elevation（挙上）	：患部を心臓よりも高い位置に上げ幹部への血流量を抑えて腫脹や内出血を防ぎます。

・薬物療法：NSAID などにより疼痛緩和を図ります。

・ストレッチ時の痛みがとれるまでジャンプやダッシュは避けます。

・重症例ではギプス固定し、松葉杖を使用して負荷を軽減します。

・保存療法でほとんど治癒しますが、完全断裂の場合は手術で筋肉を縫合して 3〜4 週間固定します。

応急処置が正しく行われないと、治療期間が長引いたり、再発を繰り返すことになるわ。

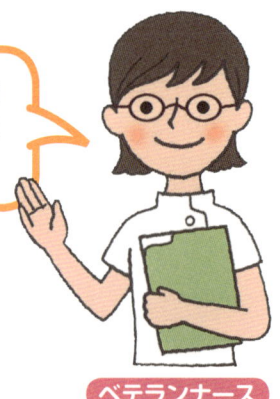

ベテランナース

アキレス腱断裂
けんだんれつ

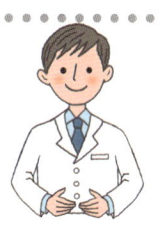

アキレス腱断裂はスポーツ中の踏み込み、ダッシュ、ジャンプなどの動作で起こることが多いですが、日常生活における転倒や段差がある場所の着地動作などでも発症します。30～50歳のスポーツ愛好家に多いですが、急にスポーツをした際に生じることもあります。

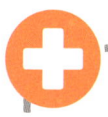
症状

受傷時は、「ボールが当たった」「後ろから蹴られた」「ふくらはぎをバットで叩かれた」といった衝撃を感じることが多く、「ブチッ」という断裂時の音を自覚することもあります。

受傷直後は受傷肢に体重をかけることができずに転倒したり、しゃがみこんだりします。しばらくすると歩行可能となることもありますが、つま先立ちはできません。

アキレス腱が断裂していても足関節は動かすことができます。

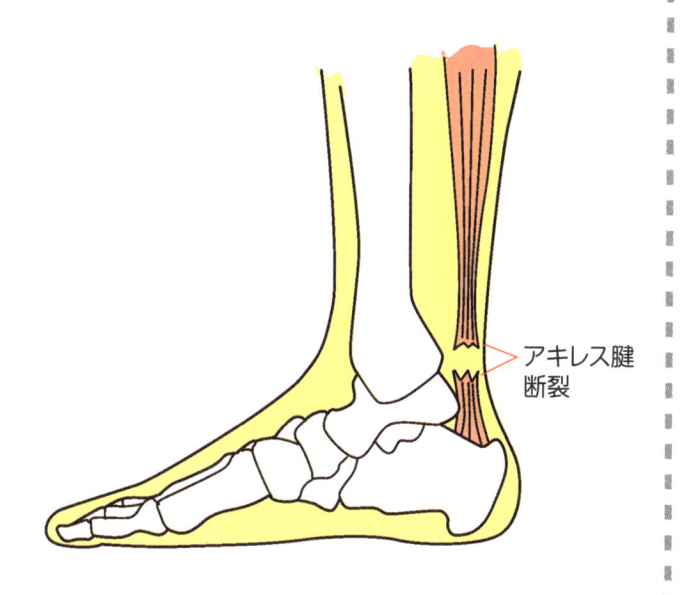

アキレス腱断裂

▲アキレス腱断裂

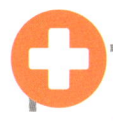
原因

アキレス腱は下腿三頭筋と足底筋の腱で、足関節を伸ばす働きがあります。アキレス腱断裂は、踏み込み、ダッシュ、ジャンプなどの動作で下腿三頭筋が急激に収縮したときや、着地動作などで急に筋肉が伸びたときに発生します。

長期間スポーツをしていなかった人が急にスポーツを行った場合や、準備運動不足で起きることもあり、腱の加齢による変性が基盤にあると考えられています。

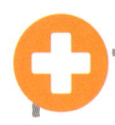

診断

診断には触診や徒手テストが有用です。単純X線検査では異常が認められません。

触診　　　　　：アキレス腱断裂部に皮下の陥凹を触れ、圧痛があります。
トンプソンテスト：伏臥位で膝を直角に曲げた状態でふくらはぎを強くつまむと、健常であれば足関節
　　　　　　　　は底屈しますが、アキレス腱が断裂していると底屈がみられません。

▼アキレス腱断裂　　　　　　　▼正常

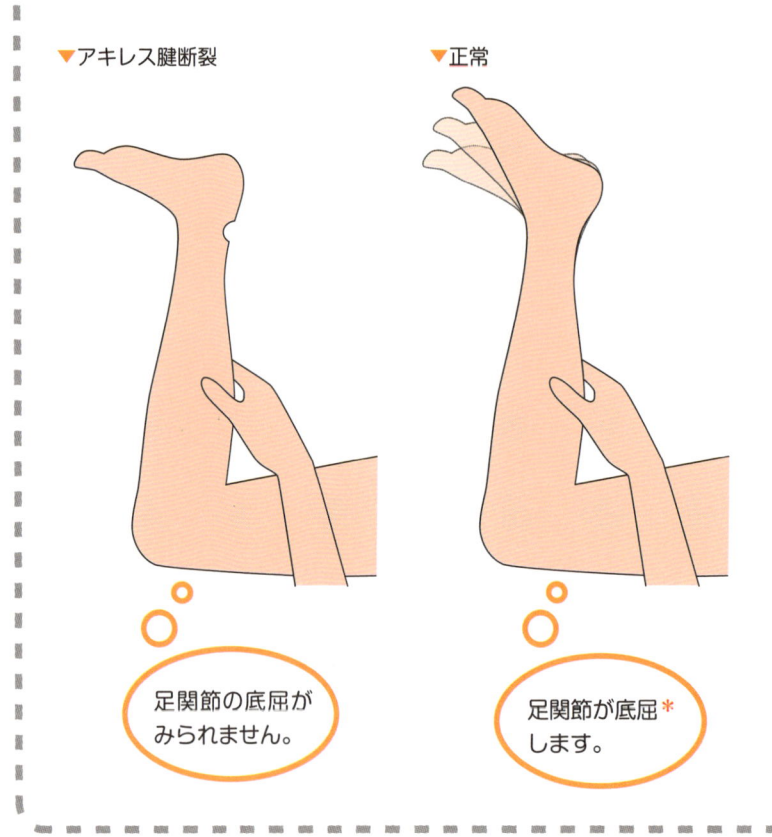

足関節の底屈が
みられません。

足関節が底屈 *
します。

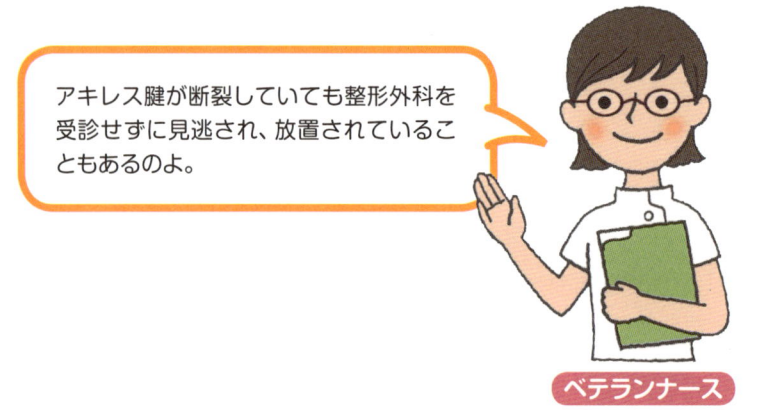

アキレス腱が断裂していても整形外科を
受診せずに見逃され、放置されているこ
ともあるのよ。

ベテランナース

＊**底屈**　足関節を足底の方向に折り曲げる運動の向き。足先を伸ばすこと。本文151ページ参照。

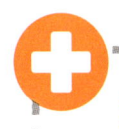

治療

　保存療法にも手術療法にもそれぞれ長所、短所があるため、症状、年齢、職業、ライフスタイルなどを考慮して、ドクターと患者さんが十分に相談して治療法を決めます。

●保存療法

　ギプス固定後、着脱可能な装具による固定に替えてリハビリを行います。

●手術療法

　アキレス腱接縫合術には皮膚を切開する直視下縫合と、皮膚に4カ所の穴を開けて縫合する経皮的縫合がありますが、直視下縫合で行われることが多いです。術後は1〜2週間くらい膝下ギプス固定を行い、その後、装具療法を行います。

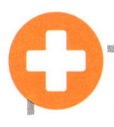

予後

　治療開始後4ヵ月程で軽い運動は可能となります。全力でのスポーツ活動ができるまでに最短で6ヵ月くらいはかかります。スポーツ活動再開後、数ヵ月間はアキレス腱に大きな負荷がかかると再断裂のリスクがありますので注意してください。

ギプスや装具を外して自力歩行が可能となったときに再断裂のリスクは高まるのよ！

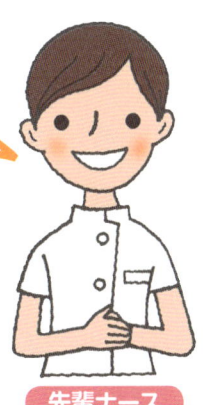

先輩ナース

変形性股関節症
（へんけいせいこかんせつしょう）

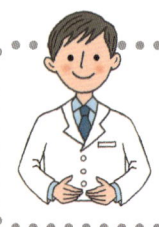
変形性股関節症は、関節軟骨のすり減りによって股関節が変形し、痛みや様々な機能障害を起こします。特に女性に多く、40〜50歳代で発症が多いです。放置していると日常生活動作（ADL）に障害をもたらします。

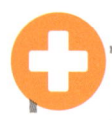

症状

疼痛、可動域制限などの症状がみられ、日常生活に支障が出てきます。

疼痛	：初期は立ち上がりや歩き始めに脚の付け根に痛みを感じます。進行すると痛みは持続し、安静時痛や夜間痛も出てきます。
可動域制限	：初期には可動域制限はあまりありません。進行すると股関節の内旋・外転・屈曲・伸展に制限が出てきます。
日常生活動作	：足の爪切りがしにくくなったり、靴下が履きにくくなったり、和式トイレ使用や正座が困難になります。長い時間立ったり歩いたりすることが辛く、家事にも支障を来たすようになります。
跛行	：痛みをかばい患側の下肢を引きずるように歩きます。進行すると大腿骨頭の位置がずれて患側の下肢が短くなるため、軟性墜下性跛行がみられるようになります。

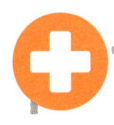

原因

　発育性股関節形成不全の後遺症や臼蓋形成不全といった、子どものときの病気や発育障害の後遺症に起因することがほとんどで、その大部分が女性です。

　最近は高齢化のため、明らかな原因がなくても、加齢変化によって変形性股関節症を発症することも増えています。

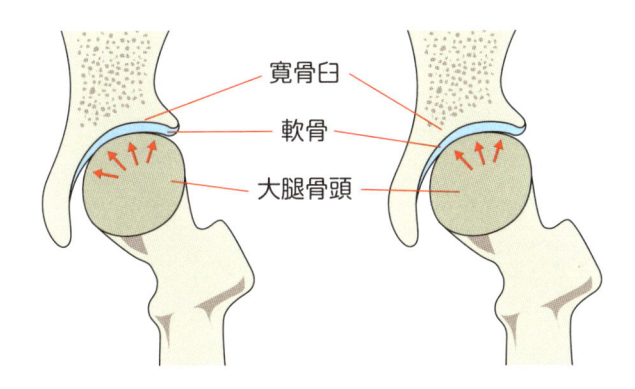

寛骨臼
軟骨
大腿骨頭

　正常な関節では関節への負担が筋肉や腱、靭帯に適切に分散されますが、臼蓋形成不全があると負荷が分散されず、クッションの役目をする軟骨に過度な負担がかかって、軟骨の摩耗や変性が起こります。

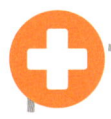

診断

　症状がみられたら、単純X線検査で診断を確定します。必要に応じてCT検査やMRI検査を行います。
単純X線検査：関節裂隙の狭小化、軟骨下骨の硬化、骨嚢包、骨棘を認めます。

病期は、関節裂隙の狭小化の程度などによって、前、初期、進行期、末期の4段階に分類されているのよ。

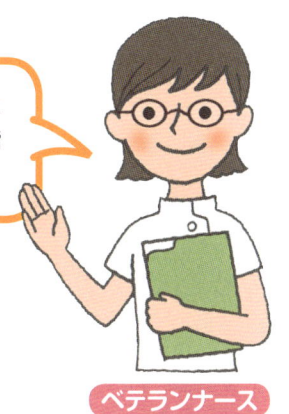

ベテランナース

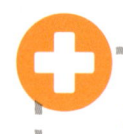
治療

　変形性股関節症は進行性ですから、まずは保存療法で進行を抑えます。保存療法で症状が改善せず、日常生活動作への支障が大きくなった場合には手術を検討します。

●保存療法

・日常生活指導
- ・長時間の歩行・立位、しゃがみ込む、かがむ、階段昇降など痛みが出る動作は控えます。
- ・和式の生活様式は股関節に負担がかかりやすいので、洋式トイレ、ベッドでの就寝、椅子に座っての食事など、できるだけ洋式スタイルに切り替えます。
- ・姿勢にも気をつけて猫背にならないようにします。
- ・心理的抵抗がなければ杖を使用します。

・運動療法
- ・痛みがあると歩かなくなり筋肉が衰えてしまうため、水中歩行などで股関節に負担をかけずに筋肉を鍛えます。
- ・可動域訓練やストレッチで関節の柔軟性を高めて可動域を保つようにします。

・薬物療法
- ・NSAIDの内服や外用で炎症や痛みを和らげます。
- ・痛みや炎症が強い場合は、ステロイド薬やヒアルロン酸を関節包内に注射します。

・装具療法
- ・脚長差により歩き方に影響が出ている場合は、装具で下肢の長さが左右同じになるように調整します。

●手術療法

　初期は自分の骨を生かして行う骨切り術の適応ですが、関節の変形が進んだ場合は人工股関節手術を行います。

- ・関節鏡視下手術：内視鏡で損傷部分や骨棘を除去します。効果が持続しないことがあります。
- ・骨切り術　　　：寛骨臼や大腿骨の一部を切除して変形を整えます。矯正した骨が癒合するまで2〜3ヵ月くらいかかります。
- ・人工関節置換術：傷んだ股関節を除去し、人工関節に置換します。痛みを取り除く効果が高いです。

症状を悪化させないためには、股関節に負担をかけない日常生活動作を身につけることが大切！

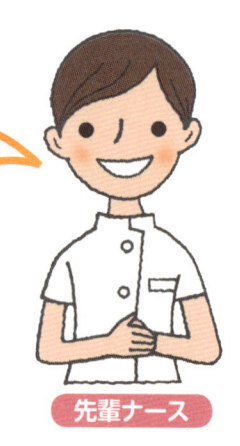

先輩ナース

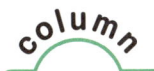

サルコペニアとフレイル

生活機能障害を招いて健康長寿の妨げになるとして、サルコペニアやフレイルが最近注目されています。

サルコペニアは、加齢に伴って筋力が低下した状態で、体が思うように動かしにくくなったり、転倒しやすくなったりします。高齢者は運動量が低下すると食欲が低下し、栄養不足となってさらに筋肉量が減るという悪循環に陥ります。サルコペニアの予防には、適切な栄養と適度な運動が重要です。

一方、フレイルは加齢による筋力や体力などの身体的な衰えだけでなく、認知機能障害やうつといった精神・心理的問題、独居や経済的困窮などの社会的問題も含んでいます。フレイルは要支援・要介護の手前の状態で、病気や機能障害によって進行します。サルコペニアはフレイルの一つの重要な要因であり、サルコペニアが進行すると転倒や活動度低下が生じやすく、フレイルが進行して要介護状態につながる可能性が高くなります。

フレイルは介入によって再び健常な状態に戻ることができるので、フレイルに陥った高齢者を早期に発見し、適切な介入をすることによって要介護状態に陥ることは防ぐことができます。

▼フレイルの原因

社会参加	栄養面	身体面
●孤食 ●うつ傾向 ●社会参加の欠如	●虫歯、歯周病 ●飲み込みにくさ ●食欲不振 ●食事の偏り	●筋力低下＝サルコペニア ●腰痛、ひざ痛＝ロコモティブシンドローム ●低栄養

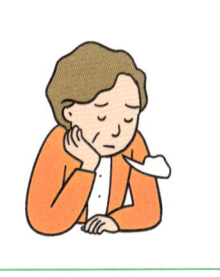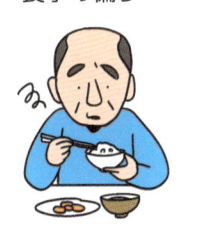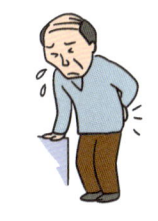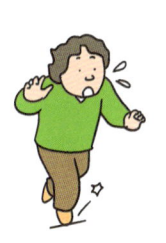

寝たきりや要介護

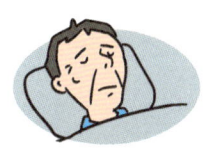

サルコペニアは1989年にIrwin Rosenberg氏によって提唱された概念です。
フレイルは2014年に日本老年医学会によって提唱された概念です。

MEMO

chapter 6

リウマチ性疾患の種類とケア

リウマチ性疾患では関節だけでなく、
骨、腱、筋肉などにもこわばりや痛みが生じます。
リウマチ性疾患の中でも整形外科で診療する機会が多い
関節リウマチと痛風について理解を深めましょう。

関節リウマチ

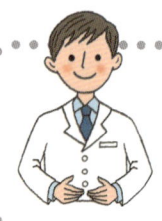

関節内の滑膜が異常増殖することによって関節内に慢性炎症が生じる疾患です。進行すると関節の変性・破壊が起こり、様々な機能障害を引き起こすため、早期診断・早期治療が必要です。30～50歳代の女性に好発します。

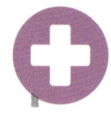

症状

関節症状と関節外症状があります。

・**痛み・腫れ**
　・関節に朝のこわばりがあり、指が動かしにくくなります。
　・四肢の指の関節が左右対称に腫れます。
　・炎症の強い関節は腫れや熱感があり、安静時痛を生じます。運動開始時に痛みは強くなり、痛みのために日常生活が困難となってきます。
・**変形**
　・尺側偏位、スワンネック変形 、ボタン穴変形、外反母趾や槌趾など
　・屈曲拘縮により膝関節や肘関節が十分に伸ばせなくなります。
　・肩関節の骨や軟骨の病変に腱板断裂を合併することもあります。
　・第1頸椎と第2頸椎間の滑膜炎によって亜脱臼が起こり、脊髄が圧迫されて頸部痛や四肢の麻痺が生じます。
・**関節外症状**　貧血や微熱、全身倦怠感などの全身症状を合併することもあります。

関節症状前に疲労感や微熱、食欲不振、体重減少など前駆症状があるけど、見逃されることが多いのよ。

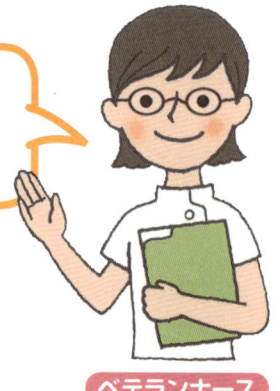

ベテランナース

●変形

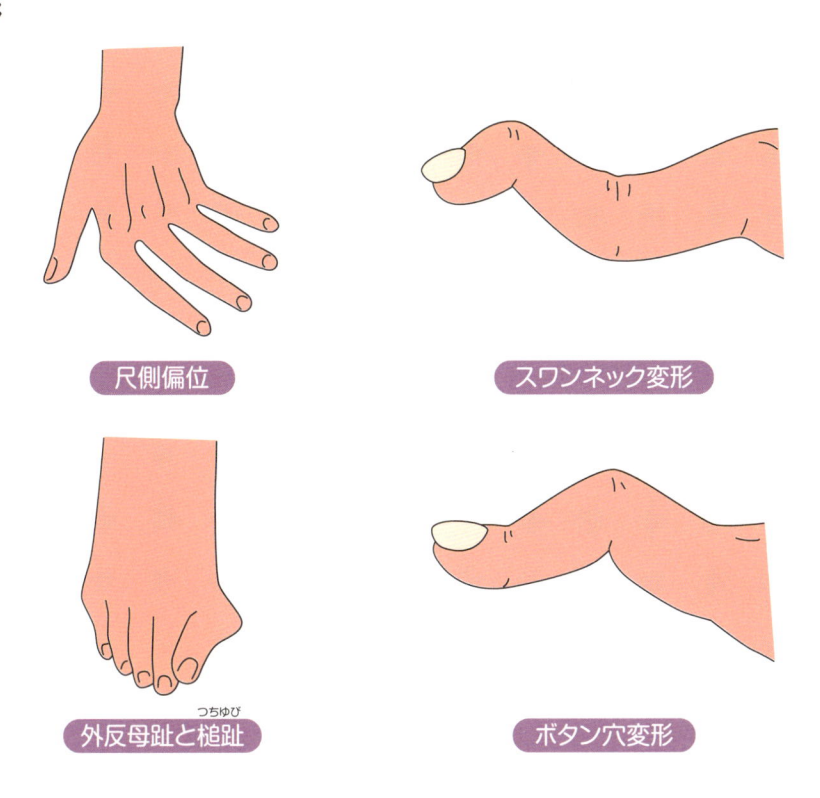

尺側偏位

スワンネック変形

外反母趾と槌趾
（つちゆび）

ボタン穴変形

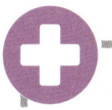 原因

　関節リウマチは自己免疫疾患と考えられています。自分の体の一部を自分のものではないと認識して、抗体を作って攻撃します。そのため関節液を作る滑膜にリンパ系細胞が集まって反応が起こります。

　原因はまだ特定されていませんが、遺伝的要因や細菌・ウイルスの感染などが考えられています。滑膜は様々な破壊物質を産生しており、次第に自分の軟骨や骨を破壊していきます。

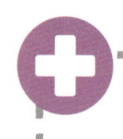

診断

　主に米国リウマチ学会の分類基準（1987年）が広く用いられてきましたが、より早期の関節リウマチを診断するため、最近は日本リウマチ学会の早期関節リウマチ診断基準（1994年）や米国・欧州リウマチ学会関節リウマチ分類基準（2010年）が用いられています。必要に応じて画像検査を行います。

●日本リウマチ学会の早期RA診断基準（1994年）

診断基準
①3関節以上の圧縮または多動運動痛
②2関節以上の腫脹
③朝のこわばり
④リウマトイド結節
⑤ESR20mm以上またはCRP陽性
⑥リウマトイド因子陽性

以上の6項目中、3項目以上で早期RAと診断

●米国・欧州リウマチ学会関節リウマチ分類基準（2010年）

A 腫脹または圧縮のある関節数	
大関節が1か所	0
大関節が2〜10か所	1
小関節が1〜3か所	2
小関節が4〜10か所	3
1つの小関節を含む11か所以上	4

B 自己抗体	
RF、抗CCP抗体がともに陰性	0
RF、抗CCP抗体のいずれかが弱陽性	2
RF、抗CCP抗体のいずれかが強陽性	3

C 炎症反応		D 罹病期間	
CRP、血沈がともに正常	0	6週未満	0
CRP、血沈のいずれかが異常高値	1	6週以上	1

　少なくとも1つ以上の明らかな腫脹関節（滑膜炎）があり、他の疾患では説明できない患者で、上記の合計が6点以上を関節リウマチと分類。

●画像検査

　単純X線検査：骨びらん、変形、軟部組織腫脹、骨萎縮、関節裂隙狭小化、骨性強直などを確認します。

　MRI検査　　：滑膜炎、関節液貯留、骨髄浮腫などを確認します。早期関節リウマチの診断に有用です。

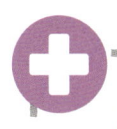

治療

治療は薬物療法が基本となります。

●薬物療法

NSAID ：疼痛の緩和
DMARD (疾患修飾性抗リウマチ薬)：

　　メトトレキサート (MTX) など。

　　関節リウマチの関節破壊は発症2年以内に急速に進行することから、寛解または低疾患活動性を目標に置く治療方針T2T (Treat to Target) が推奨されており、診断より3ヵ月以内に積極的にDMARDが投与されています。

ステロイド薬
生物学的製剤や分子標的薬：DMARDが無効あるいは効果不十分の場合に使用します。

●リハビリテーション

運動療法 ：関節可動域訓練、筋力訓練、歩行訓練など。
物理療法 ：ホットパックなどの温熱療法、低周波治療。
作業療法 ：排泄、食事、家事などの日常生活動作の改善訓練。
装具療法 ：局所の安静や疼痛の軽減、変形の矯正や予防。

●日常生活における指導

関節の保温 ：関節を冷やすと痛みが強まってしまいます。
杖や手すりの使用：下肢の関節への負担を軽減します。
自助具の使用 ：日常生活動作の障害を改善し関節の負担を軽減します。

●手術療法

保存療法の効果が十分ではなく、日常生活に大きな支障を及ぼす場合は手術を検討します。
滑膜切除術、関節切除形成術、関節固定術、人工関節置換術、腱移行術、腱移植術などが行われます。

痛風
（つうふう）

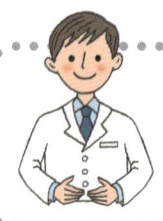

尿酸塩結晶が体内に蓄積して、激しい急性の関節炎が誘発される疾患です。食物生活の欧米化に伴って患者数は増加しており、肥満、高血圧、脂質異常症は危険因子となります。発症は40歳以降の男性に多いです。

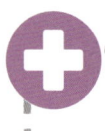

症状

暴飲暴食した翌朝などに突然、足の母趾の付け根が赤く腫れて痛くなります。母趾のつけ根以外にも足関節、足の甲、アキレス腱、膝関節、手関節にも激痛発作が起こることがあります。

耳介に痛風結節や尿路結石ができることもあります。

痛風発作を何度か経験している人は、発作の前兆として違和感があることもあります。

進行すると、関節滑膜、関節包、軟骨、腱に尿酸塩が沈着し関節破壊が起こり変形を伴います。

高尿酸血症のうち痛風発作は30％にみられます。高尿酸血症の期間が長く、重度であるほど痛風結節はできやすくなります。

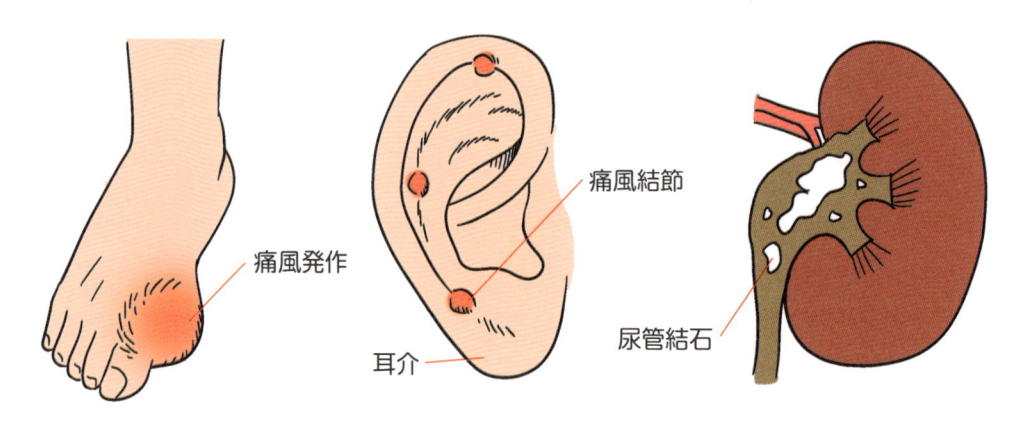

痛風発作

痛風結節

耳介

尿管結石

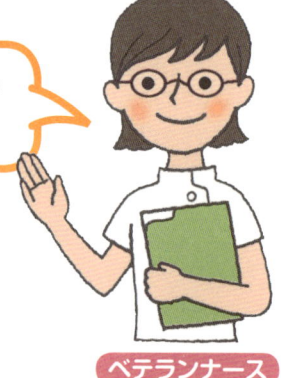

風が吹いても痛いことから、「痛風」と呼ばれているのよ。

ベテランナース

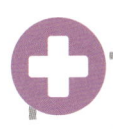

原因

　尿酸の産生と排泄のバランスが崩れて体内の尿酸プールが増大し、高尿酸血症となります。血液中に溶けきれなくなった尿酸は結晶化して関節や腎臓などに沈着します。

・血清尿酸値上昇の要因
　尿酸値上昇の主な原因として以下のようなことが考えられます。

　　・暴飲・暴食
　　・激しい運動
　　・腎臓における尿酸排出機能の低下
　　・肥満
　　・高血圧、糖尿病、脂質異常症
　　・遺伝的要因　など

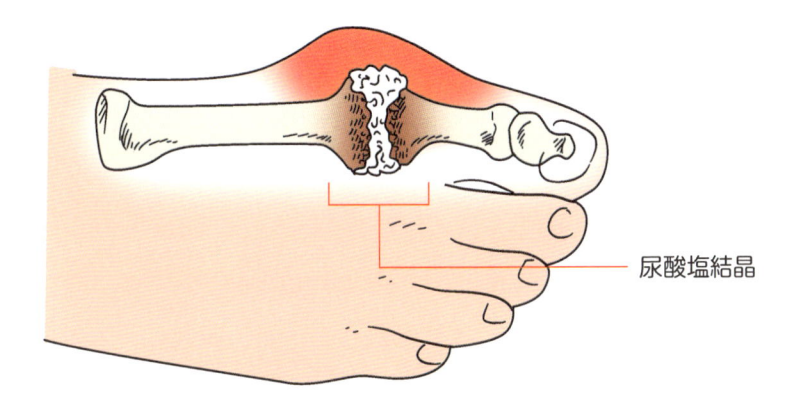

尿酸塩結晶

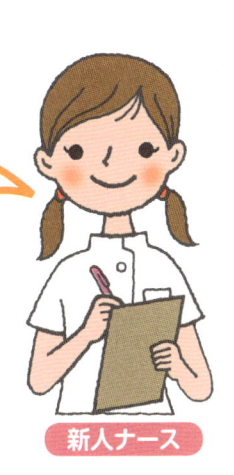

高尿酸血症があっても痛風発作を起こさない人もいるんですね。

新人ナース

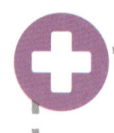

診断

臨床症状と血液検査によって診断することができます。

臨床症状	：痛風発作と痛風結節
血液検査	：血清尿酸値高値、痛風発作時CRP上昇、白血球増加
関節液検査	：偏光顕微鏡検査で尿酸塩結晶が観察されます。
単純X線検査	：慢性結節性痛風期には骨の一部が黒く抜けて見える骨抜き打ち像が認められます。

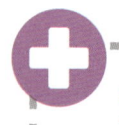

治療

痛風発作時も非痛風発作時も薬物療法が基本となります。

●痛風発作時の治療

・発作のほとんどは単独の関節炎で、24時間以内にピークに達して、7〜10日ほどで軽快します。

・局所を安静に保ち、患部を冷却し、禁酒を指導します。

・NSAID内服で痛みを軽減します。痛風発作が軽快したらNSAIDは中止します。

・NSAIDで痛みが軽減しない場合はステロイド薬を内服します。

・膝関節の痛風発作にはステロイド関節内注射を行うこともあります。

・痛風発作の前兆症状や発作の鎮静化にはコルヒチンの内服が有用です。

●非発作時の治療（高尿酸血症の治療）

数ヵ月から数年以上、症状がないこともありますが、高尿酸血症の治療をせずに放置していると次第に発作の頻度が増します。定期的に血液検査を行い尿酸値と腎機能を確認します。

・尿酸値をコントロールします。

　　　尿酸生成過剰型…尿酸合成阻害薬

　　　尿酸排泄低下型…尿酸排泄促進薬

・血圧、血糖、体重、脂質をコントロールします。

・過食、過剰飲酒、運動不足などの生活習慣の改善、および禁煙を指導します。

・食事指導：アルコール飲料、プリン体の多い食品、高カロリー食品の過剰摂取を避け、菜食を主とした食生活にします。

痛風発作が起こらないからといって勝手に薬を止めると発作が起こるわ。しっかり服用するようにサポートしましょうね。

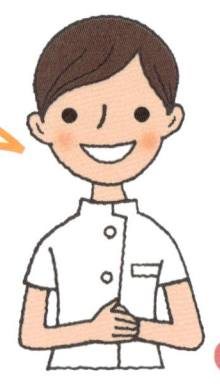

先輩ナース

▼高尿酸血症の治療方針

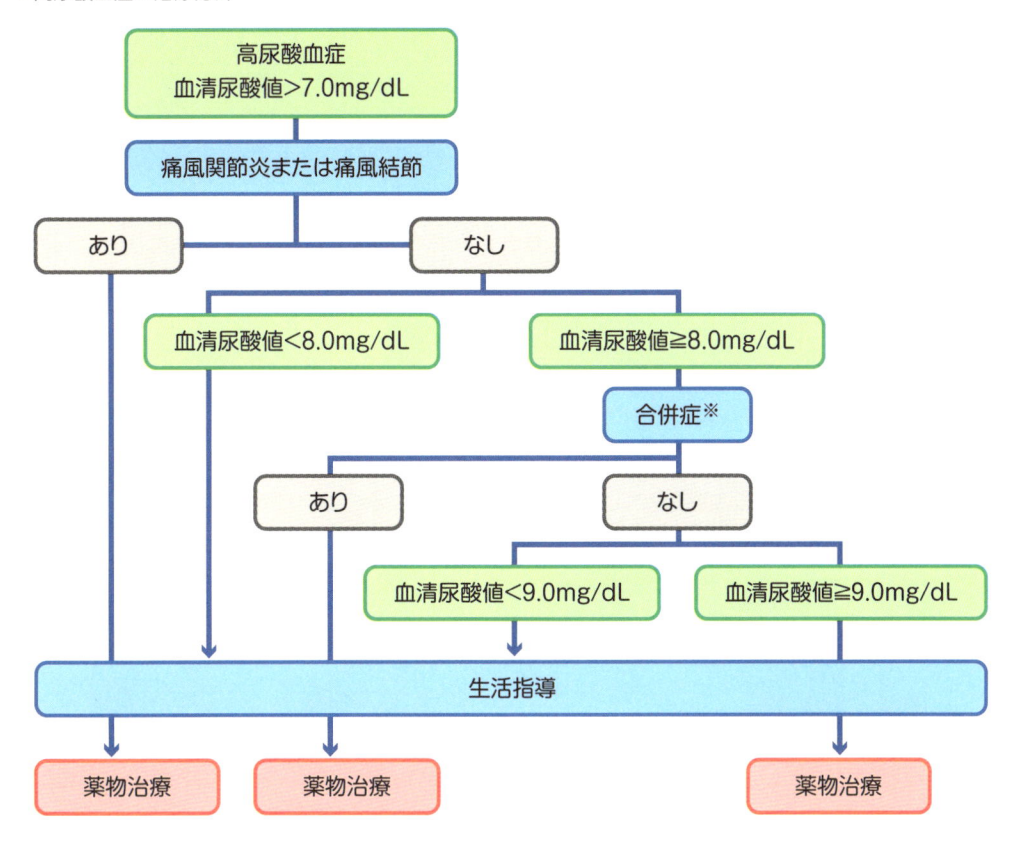

※腎障害、尿路結石、高血圧、虚血性心疾患、糖尿病、メタボリックシンドロームなど（腎障害と尿路結石以外は血清尿酸値を低下させてイベント減少を検討した介入試験は未施行）

高尿酸結晶・痛風の治療のガイドライン（第2版）日本痛風・核酸代謝学会ガイドライン改訂委員会／編、東京、メディカルレビュー社、2010より引用

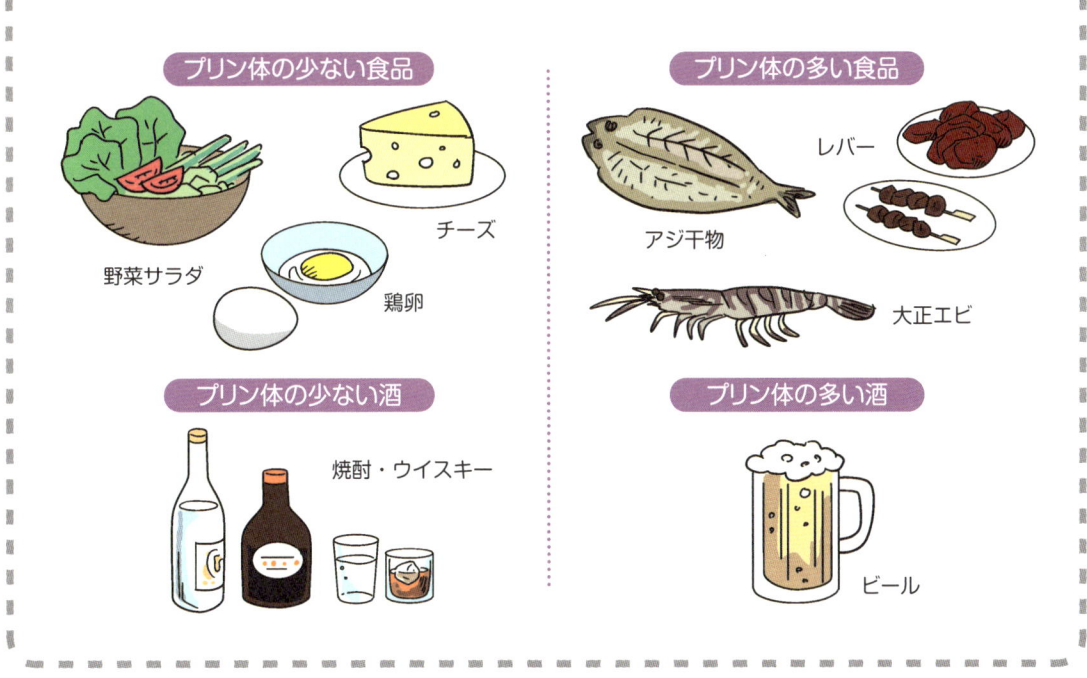

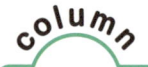

整形外科疾患の痛みを和らげる薬

　疾患に対する直接的な治療ではありませんが、痛みを軽減することで、日常生活作用ができるようになったり、運動療法に取り組めるようになります。

疼痛コントロールのために使用される主な薬

● **鎮痛薬**

・**非ステロイド性消炎鎮痛薬（NSAID）**　ロキソニン® など

　鎮痛作用に加え抗炎症作用もあります。鎮痛薬として最も処方されています。長期間服用する場合、胃腸障害や腎機能障害に注意しなければいけません。近年は胃腸障害が少ないといわれる選択的COX-2阻害薬（セレコックス® ）がよく用いられています。

・**非ピリン系解熱鎮痛薬**　カロナール® など

　解熱・鎮痛作用がありますが、抗炎症作用はほとんどありません。胃腸障害などの副作用が少ないといわれています。

・**神経障害性疼痛緩和薬**　リリカ®

　神経障害性疼痛に適応で、神経障害が関わるヒリヒリするような痛みに有効で、慢性の腰痛症や変形性関節症などに使用されます。眠気やふらつきなどの副作用に注意が必要です。

・**非麻薬性オピオイド系鎮痛薬**　トラムセット® など

　中枢神経に働いて痛みを和らげます。NSAIDなどで効果不十分な激しい痛みに用いられます。副作用として悪心、嘔吐が高頻度でみられます。

● **ステロイド**　プレドニン® など

強力な抗炎症作用や鎮痛作用がありますが、副作用が強く、その制御が難しいので、一般的な痛みの治療には用いられません。痛風や関節リウマチなどの強い痛みに対して使用されます。

● **筋弛緩薬**　ミオナール® 、テルネリン® など

神経などに作用して筋肉の緊張を和らげて一時的に痛みを緩和します。腰痛症や肩関節周囲炎などに使われます。

● **血管拡張薬**　オパルモン® 、プロレナール® など

神経に作用して血流を改善します。脊柱管狭窄症や椎間板ヘルニアなどによる下肢の疼痛やしびれに使われます。

● **ビタミンE製剤**　ユベラ® など

末梢の血流を改善します。下肢の疼痛やしびれに対して使われます。

● **ビタミンB12製剤**　メチコバール® など

障害を受けた末梢神経の修復を促進させます。下肢の疼痛やしびれに対して使われます。

　心理的な要因による慢性的な痛みには、鎮痛補助薬と称される抗うつ薬、抗不安薬が使用されることがあります。

chapter 7

小児の整形外科疾患 とケア

先天性疾患の中には発育に伴い自然治癒するものもありますが、
早期治療が必要な場合もあり、放っておくと障害が残ることがあります。
小児特有の疾患の特徴を理解しておきましょう。

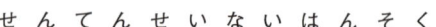

先天性内反足
<ruby>先<rt>せ</rt>天<rt>ん</rt>性<rt>て</rt>内<rt>ん</rt>反<rt>せ</rt>足<rt>い</rt></ruby>

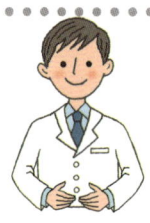

出生時からみられる原因不明の足部の変形です。発生率は1000人に1人くらいで、2対1で男児に多く発生します。自然に治癒することはないため、出生後できるだけ早期に治療を開始します。変形を残すと痛みや機能障害を生じます。

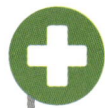

症状

生まれつき足が内側に曲がっていて真っ直ぐ前に向けたり、上向きにそらしたりできません。

足全体が硬くこわばっていて、正常な位置にまで徒手的に矯正できません。正常な位置に簡単に矯正できる場合は、胎内での不良肢位による変形で内反足ではありません。

放っておくと普通に歩行することが困難になり、変形が高度な場合は足の甲で歩くようになります。

約半数は症状が両足にみられ、片足の場合は2:1で右側に多いという調査結果があります。

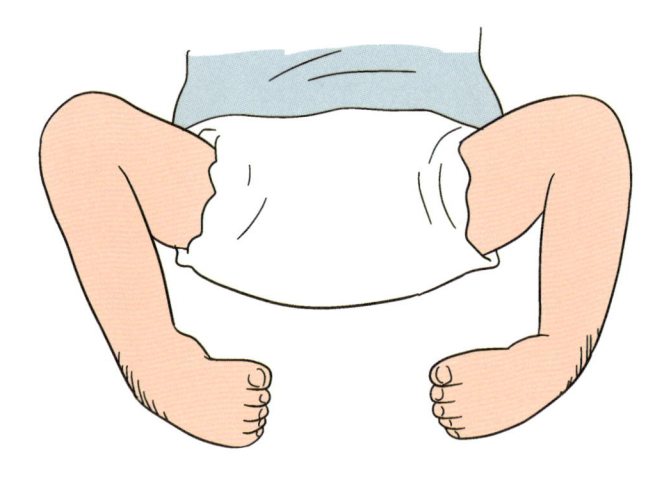

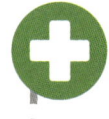

原因

先天性内反足の原因はわかっていません。ポリオや脳性麻痺など下肢の麻痺によって後天的に内反足が生じることもあります。

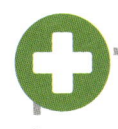 **診断**

視診、触診で容易に診断することができます。

視診・触診　：内反、内転、尖足、凹足という4つの変形を確認します。足関節の後ろ側や足底の内側に深いしわがみられます。

単純X線検査：側面距踵角＊および正面距踵角＊減少や距骨と踵骨の重なりを確認します。新生児は足根骨の多くが骨化していないため、距骨や踵骨が骨化する生後3ヵ月を過ぎてから変形を評価します。

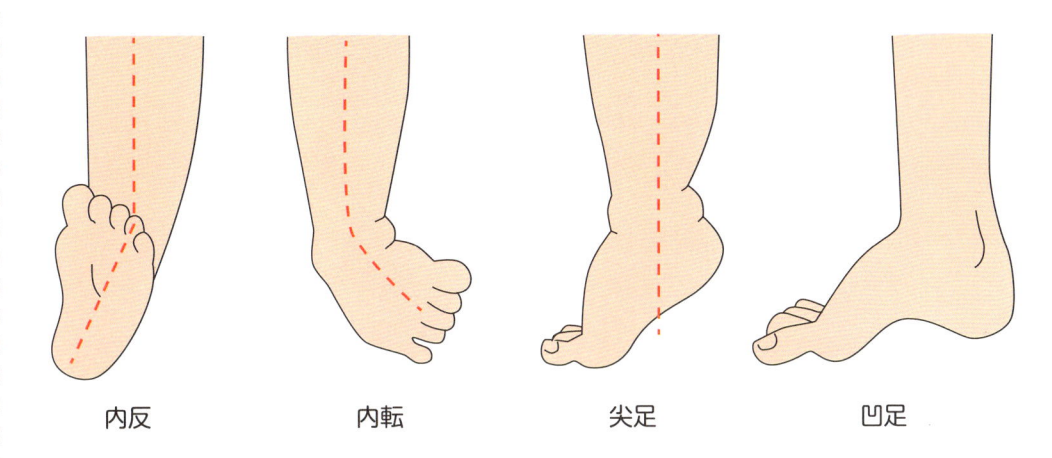

| 内反 | 内転 | 尖足 | 凹足 |

内反：足が裏返しになっていて、後方から見ると踵部が外側に倒れこんでいます。
内転：前足部が水平面で内方に向いています。
尖足：足関節が底側屈曲位に拘縮した足の変形です。
凹足：足部のアーチが高くなり、中足部が地面につきません。

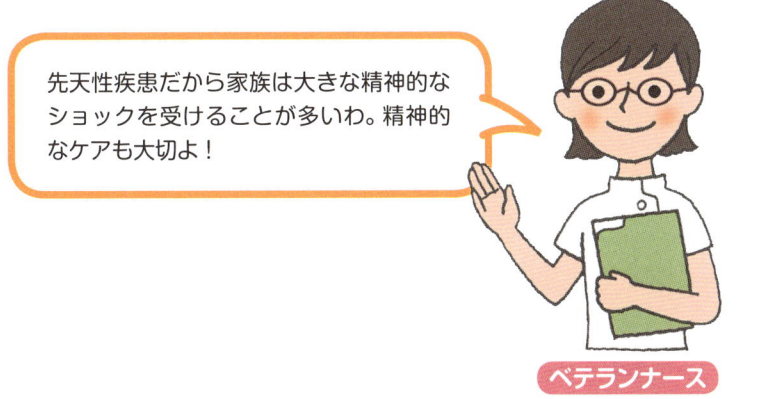

先天性疾患だから家族は大きな精神的なショックを受けることが多いわ。精神的なケアも大切よ！

ベテランナース

＊**側面距踵角**　足部側面像で距骨と踵骨がなす角度のこと。
＊**正面距踵角**　足部背底面で距骨と踵骨がなす角度のこと。

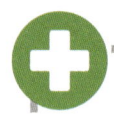

治療

　徐々に矯正していきます。無理に行うと、新生児の骨は柔らかいため、骨が変形したり、関節が曲がったりしますので、注意深く行います。

●保存療法（ポンセティ法）

①矯正ギプス包帯法

　診断がついたらまず矯正ギプスで固定します。週に1回くらいの間隔でギプスを巻きかえ、2〜3ヵ月間続けて、内反、内転、凹足の変形を矯正します。

②アキレス腱皮下切腱術

　ギプスで十分に矯正しなかった尖足変形を、小さな皮膚切開でアキレス腱を切除して矯正します。

③ギプス固定

　3週間ギプス固定を行い、前足部外転70°、足関節背屈20°を保ちます。

④装具療法

　矯正位を保持するためにデニスブラウン装具治療を4歳くらいまで続けます。つかまり立ちまでは入浴時以外は常に装着します。独り歩き後は夜間のみ装着して昼間は靴型装具を使用します。

▼デニスブラウン装具

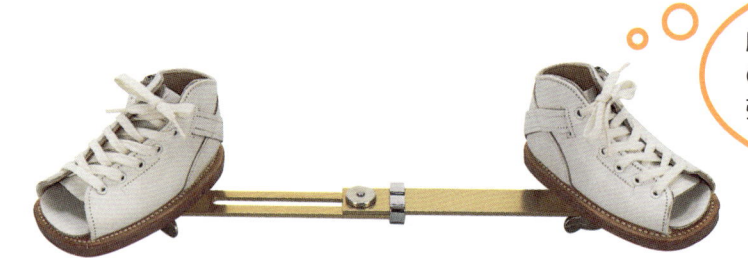

膝関節を動かすと両足のバーによって足部に強制力が働きます。

写真提供：一般社団法人　日本義肢協会

●手術療法

　矯正ギプス包帯法で十分な効果が得られず、独り歩きを開始する頃も明らかな変形が残っている場合は、軟部組織解離術を検討します。

子どもはギプス固定による痛みなどを表現できないから、指先部の色や動きなどをよく観察してね。

先輩ナース

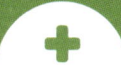

発育性股関節形成不全

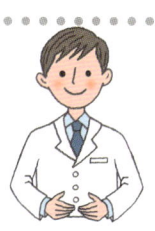

周産期や出生後の発育過程で起こる股関節脱臼です。以前は先天性股関節脱臼といわれていましたが、出生前の脱臼はまれで、周産期や発育期の環境要素などが加わって発症することがわかり、発育性股関節形成不全といわれるようになっています。

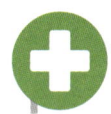

症状

痛みなどの自覚症状はありませんが、姿勢や歩き方の異常がみられることがあります。

大腿内側のしわが左右非対称で、脱臼側の溝の数が多く、長く、深いです。

脱臼側の開排制限があります。

見かけの脚長差があります。

▼発育性股関節形成不全

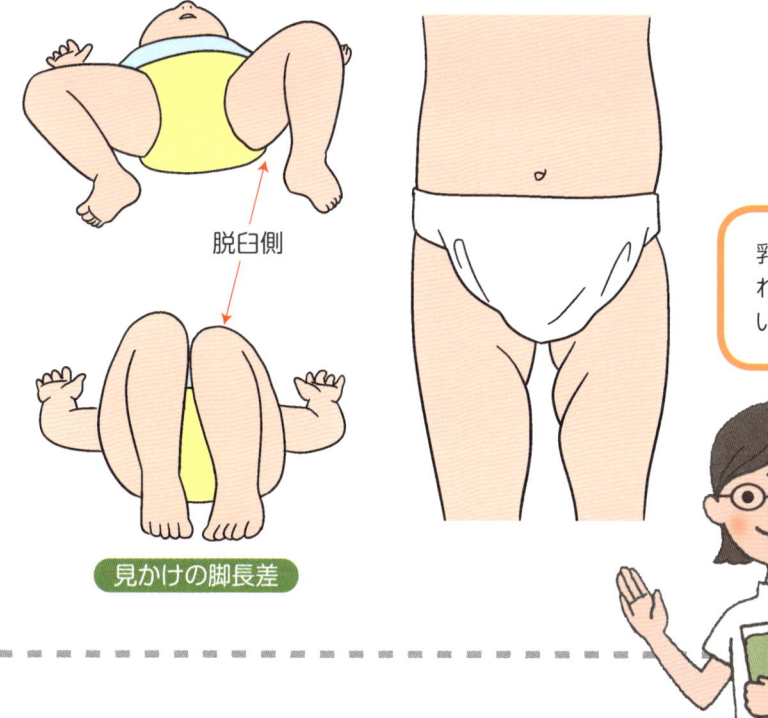

脱臼側の開排制限　　大腿のしわの左右非対称

脱臼側

見かけの脚長差

乳幼児健診で発見されることが多くなっているのよ。

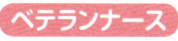

ベテランナース

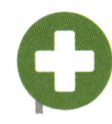

原因

　臼蓋が浅い、関節靭帯がゆるいなど先天的な要因に加え、周産期や成長期の環境因子が加わって脱臼や亜脱臼が起こります。

環境要因
- ・子宮内での胎児の異常位
- ・骨盤位分娩（逆子）
- ・おむつやおむつカバーの不適切な着け方
- ・抱き方　など

発生頻度は1000人に1〜3人程度で、男児よりも女児のほうが5, 6倍発生するといわれています。

▼正常

▼発育性股関節形成不全

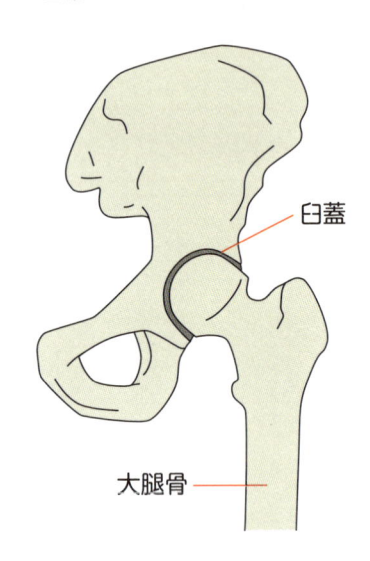

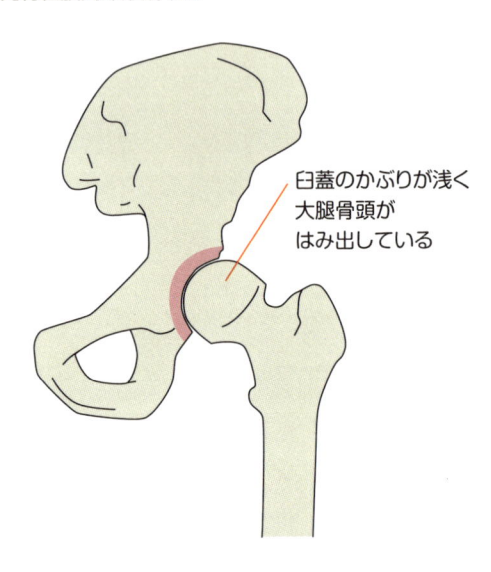

臼蓋

臼蓋のかぶりが浅く大腿骨頭がはみ出している

大腿骨

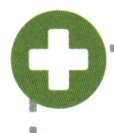

診断

　視診、触診で発育性股間形成不全が疑われた場合、X線検査やエコー検査を実施し、診断を確定します。

　視診：下肢の長さ、大腿の皮膚のしわの左右差などを見ます。
　触診：脱臼側の開排制限を確認します。
　単純X線検査：乳児期は股関節の形をX線像だけで確認することは難しいため、ヒルゲンライナー線、オムブレダンヌ線などの基準線を用いて診断します。成人はX線像で容易に診断できます。
　エコー検査　：臼蓋や骨頭が描出されて股関節の動きや整復障害因子を観察することができます。

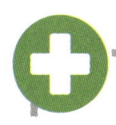

治療

年齢によって治療は異なりますが、脱臼の整復とその後に残った変形の矯正に大きく分けられます。

●新生児期に発見された場合

・軽症例は自然に治る可能性が高いです。

・日常的に両足と股関節を曲げてＭ字型にした状態にします。

・股関節に負担をかけない抱き方、衣服、おむつの当て方などを指導します。

▼股関節に負担をかけないおんぶや抱っこの方法

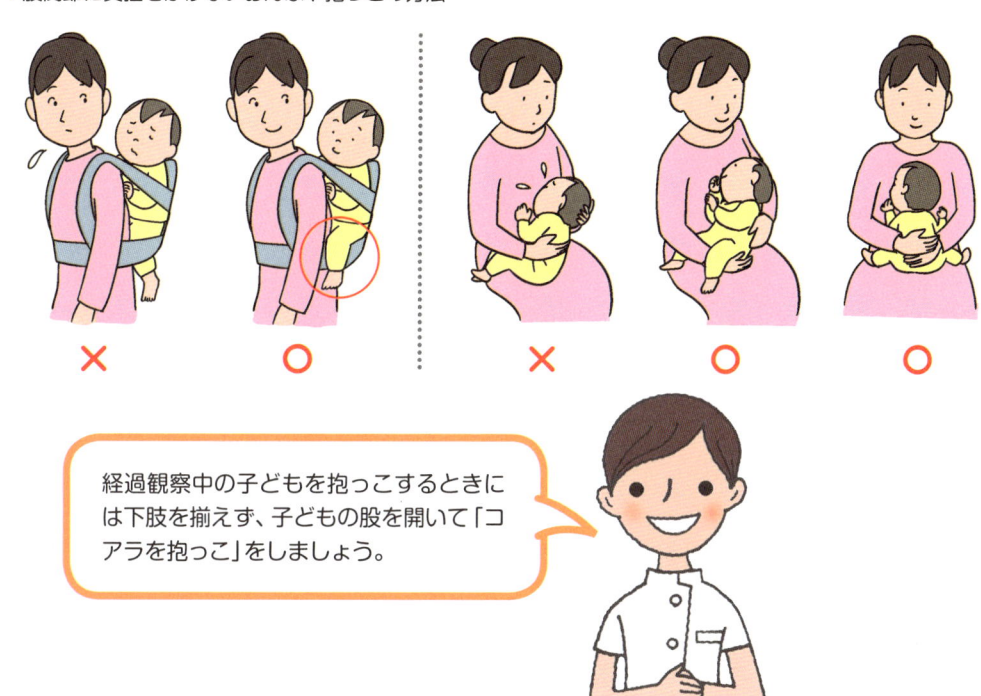

経過観察中の子どもを抱っこするときには下肢を揃えず、子どもの股を開いて「コアラを抱っこ」をしましょう。

先輩ナース

●生後３〜４ヵ月までの乳児

生後３〜４ヵ月で治療を開始する場合や育児法の指導で改善されない場合は、リーメンビューゲル装具で下肢をＭ字型に固定します。

▼リーメンビューゲル装具の付け方

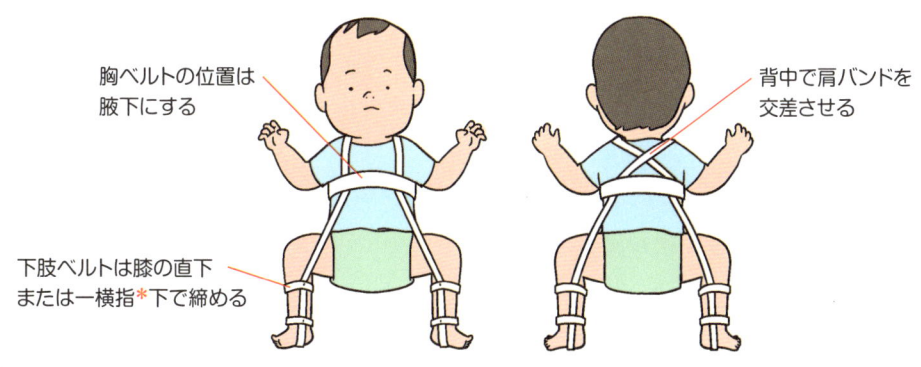

胸ベルトの位置は腋下にする

背中で肩バンドを交差させる

下肢ベルトは膝の直下または一横指＊下で締める

＊ 一横指（いちおうし）　大人の１本の指幅のことで、1.5センチくらいの長さになる。

●生後6〜18ヵ月までの乳幼児

　生後6〜18ヵ月から治療を開始するため、大きくなり過ぎてリーメンビューゲル装具が装着できない場合や、リーメンビューゲル装具で整復が得られない場合は、オーバーヘッド・トラクションという入院牽引療法を行います。

　下肢を4週間程度牽引した後に全身麻酔で徒手整復をします。その後、プラスチック製の開排装具を使用します。

▼オーバーヘッド・トラクション

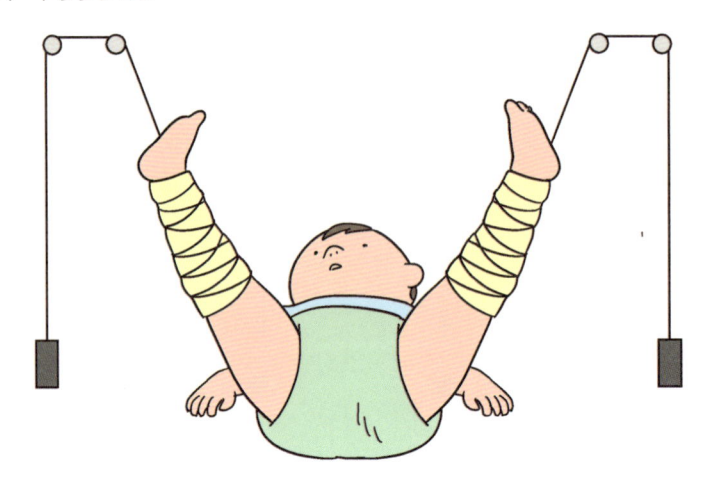

●遺残亜脱臼の治療

　5〜6歳になっても遺残亜脱臼がある場合は、臼蓋の補正手術を検討します。

●予後

- ・リーメンビューゲル装具で80%前後は整復され、その残りの80%は入院牽引療法で整復されます。
- ・整復が得られたら、股関節の成長が止まる15歳前後まで定期的に検査を行います。
- ・発育性股関節形成不全を放置すると異常歩行がみられ、早期に変形性股関節症となって股関節痛が出現し日常生活動作に支障が生じます。

治療期間が非常に長期になります。
家族が遠慮せずに相談できるように信頼関係を築くことが大切ですよ。

ベテランナース

先天性筋性斜頸
<small>せんていせいきんせいしゃけい</small>

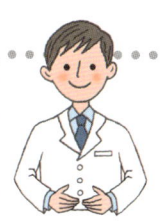

頸部が左右どちらかに傾いた姿勢をとる病態で、反対方向への可動域が制限されます。乳児に発症する頻度が最も高い先天性筋性斜頸は、胸鎖乳突筋の拘縮によって生じますが、その約9割は1歳半までに自然治癒します。

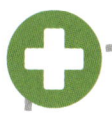

症状

　常に顔を左右どちらかに向けて首をかしげた状態をとります。

　新生児期に片側の胸鎖乳突筋にこぶのようなしこりが見つかります。生後2～3週で最も大きくなり、その後は徐々に小さくなります。

　乳幼児には自覚症状はありません。年長以降まで放置されたり再発した場合には、頸部の可動域制限、頸部や肩のこりがみられることがあります。

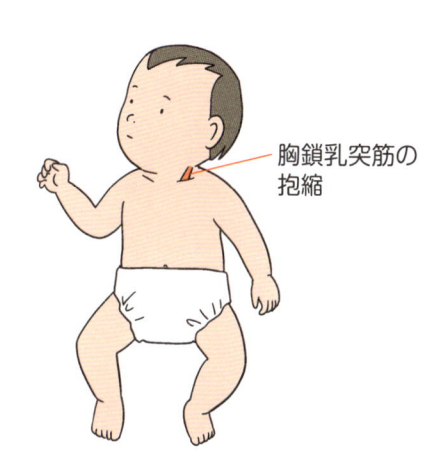

胸鎖乳突筋の拘縮

▶先天性筋性斜頸

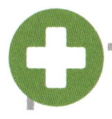

原因

　胸鎖乳突筋の拘縮によって生じる斜頸です。原因は不明ですが、出産時の障害や逆子などの胎児の位置に関係があるという説があります。

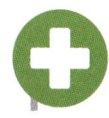

診断

　触診で胸鎖乳突筋の硬度、回旋制限や側屈の制限を確認します。
　骨性斜頸など、その他の斜頸を除外診断するために単純X線撮影を行います。

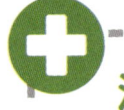

治療

保存療法で経過観察し、1歳から1歳半くらいまでに改善がみられなければ手術療法を検討します。

●保存療法

・枕やタオルなどを使って子どもの顔面が正面を向くようにします。
・授乳時も常に同じ方向を向かないように意識します。
・「向き癖」を改善するために反対側から呼びかけるようにします。
・マッサージや強力な徒手矯正は、かえって有害になるといわれています。

●手術療法

・自然治癒が難しい場合は、胸鎖乳突筋の腱切り術を検討します。
・新生児でもしこりが大きく重症なケースでは手術を検討します。
・手術は通常3歳くらいまでは待機しても問題ないと考えられています。

> 先天性筋性斜頸は多くが自然治癒することを説明し、日常生活を工夫するように指導します。
> 家族が無理な徒手矯正をしてはいけないこともきちんと伝えましょう。

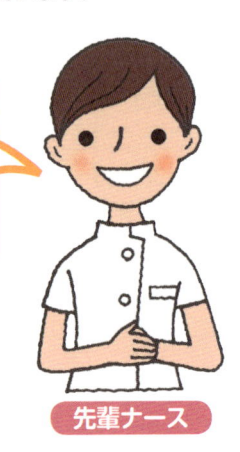

先輩ナース

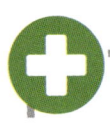

その他の斜頸

斜頸には先天性筋性斜頸以外に、先天性の骨性斜頸、後天性の炎症性斜頸、眼性斜頸、耳性斜頸などがあります。

骨性斜頸　：生まれつき頸椎や胸椎に形態異常があるために頸部が傾きます。
炎症性斜頸：中耳炎や扁桃炎など咽頭部の炎症に起因します。環椎と軸椎の並びに異常が生じて頸部が傾きます。
痙性斜頸　：後頭部筋の異常な筋痙縮により起こります。
　　　　　　首が左右上下のいずれかに傾く、ねじれる、震えるといった不随意運動と姿勢異常がみられます。
　　　　　　症状は精神的ストレスなどにより増強することが多く、徐々に増悪していくといわれています。
　　　　　　発症年齢は10代から初老期まで幅広く、30～40歳に多くみられます。

眼性斜頸　：斜視など目の運動に関係する筋肉の異常などが原因となります。

　　　　　　テレビなどに興味を示す6ヵ月以後に気づかれることが多いです。何かを注視すると首の傾きが大きくなります。

▼痙性斜頸の症状

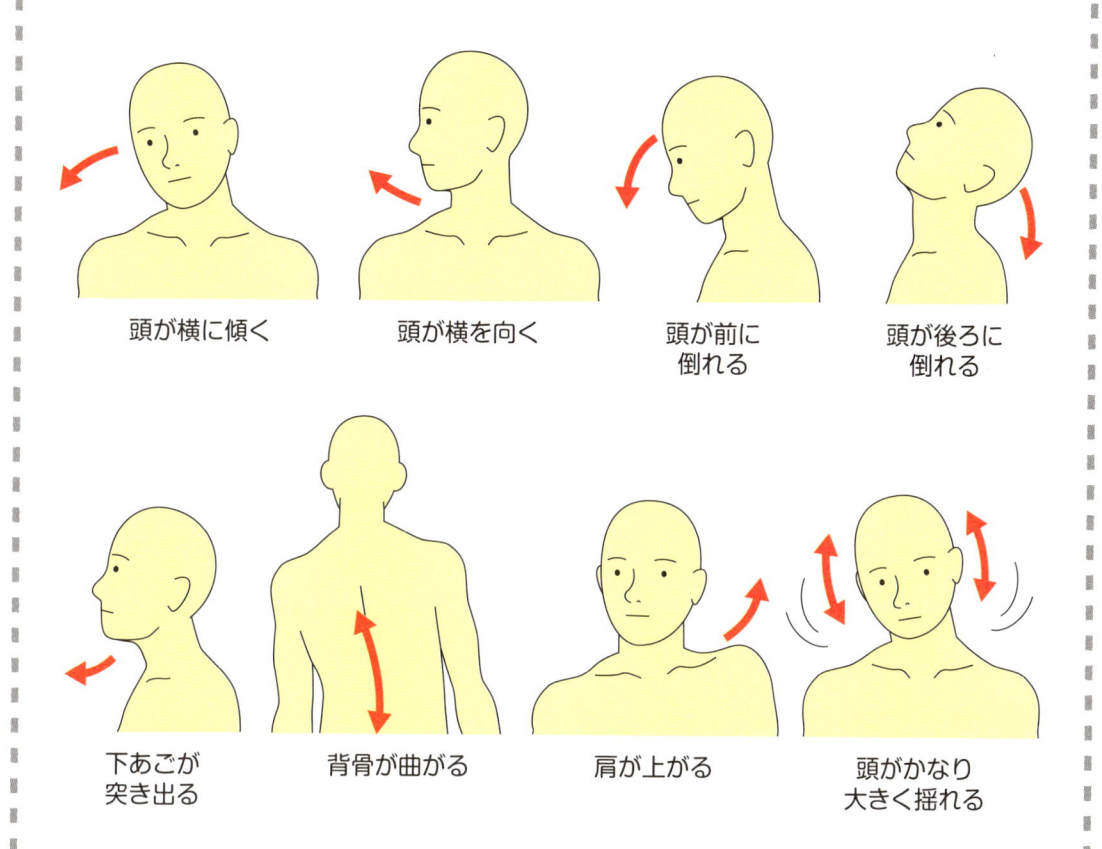

| 頭が横に傾く | 頭が横を向く | 頭が前に倒れる | 頭が後ろに倒れる |

| 下あごが突き出る | 背骨が曲がる | 肩が上がる | 頭がかなり大きく揺れる |

●診断

骨性斜頸　：単純X線検査で頸椎や胸椎に形態異常を確認します。

炎症性斜頸：問診で首が傾いた時期などを確認します。単純X線検査では開口位で撮影し、必要に応じてCT検査を行います。

痙性斜頸　：首の傾き、ねじれ、震えといった不随意運動と姿勢異常などの症状から診断します。筋電図検査や超音波検査を補助的に行うことがあります。

眼性斜頸　：先天性筋性斜頸、骨性斜頸、炎症性斜頸などを鑑別した上で、診察上疑わしければ眼科に紹介します。

●治療

骨性斜頸　：成長に伴って何らかの症状や障害が生じた場合に手術的治療を行います。

炎症性斜頸：頸椎カラーによる頸部の安静や、抗炎症薬の内服、必要に応じて上頸牽引を行います。

痙性斜頸　：精神安定薬や筋弛緩薬などの薬物療法や、ボツリヌス毒素療法、精神療法が行われています。

大腿骨頭すべり症

だいたいこつとう

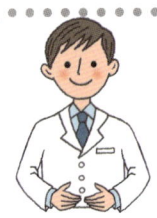
思春期に大腿骨の骨端線で、骨端が頸部に対して後方にすべる疾患です。肥満男児に多いことから、成長期の急激な体重増加や、成長ホルモン・性ホルモンなどのバランスの崩れが関与していると考えられています。日本でも食生活や生活様式の欧米化に伴って発生率が増加しています。

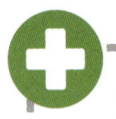

症状

外傷などをきっかけに急激にずれが進行する急性型と、徐々にずれが進行する慢性型があります。慢性型が7〜8割を占めています。

●急性型
・股関節の強い痛みと不安定性を生じます。
・痛みによって可動域が制限され、歩行が困難となります。

●慢性型
・膝関節上部から大腿部前面の痛みを訴えることが多いです。
・痛みは運動時に強まり、安静にすると治まります。
・徐々に片足を引きずるような跛行がみられるようになります。
・股関節の屈曲、外転、内旋に強い可動域制限があり、ドレーマン徴候がみられます。

仰臥位で股関節を屈曲していくと患肢が外旋します。

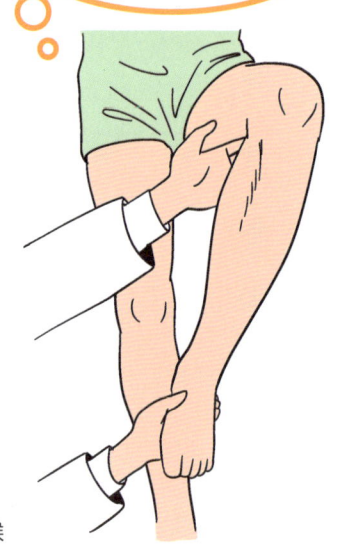

▶ドレーマン徴候

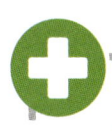
原因

　大腿骨の骨頭のすぐ下に骨端線（成長軟骨板）があります。骨端線で軟骨が骨に置き換わって、骨は長軸方向に伸びていきます。骨端線は外力に弱く、骨頭に無理な力が加わると、すべりが生じます。

　原因は不明ですが、10～16歳の肥満の男児に多いことから、成長期で急激に体重が増えて骨端線への負荷が増えたことや、成長ホルモンや性ホルモンのバランスの崩れによる骨化の遅延などが関与していると考えられています。

▼正常な股関節

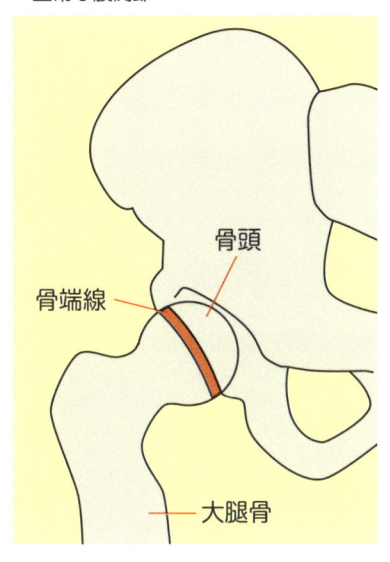

骨頭
骨端線
大腿骨

▼大腿骨頭すべり症

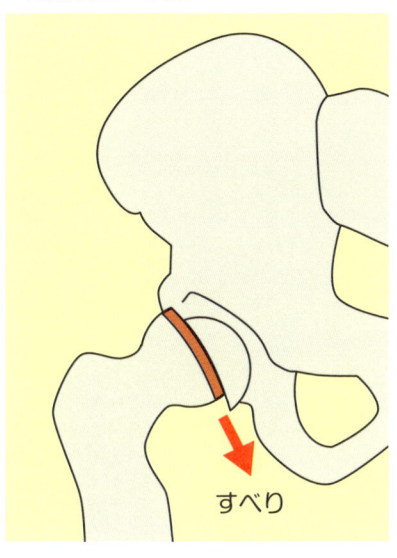

すべり

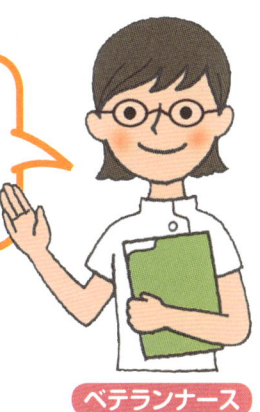

> 慢性型では最初は痛みが軽く、しかも膝関節上部から大腿部前面の痛みを訴えることが多いので、なかなか診断がつかないこともあるのよ。

ベテランナース

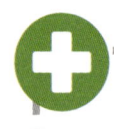

診断

　単純Ｘ線検査で診断することができます。単純Ｘ線検査でわからない場合には、エコー検査やMRI検査を行います。

　単純Ｘ線検査：正面像と側面像の２方向を撮影します。骨端線の拡大または明らかな大腿骨頭の後下方への転位がみられます。画像上で測定した後方傾斜角は治療方針の決定に用います。

▼後方傾斜角の計測

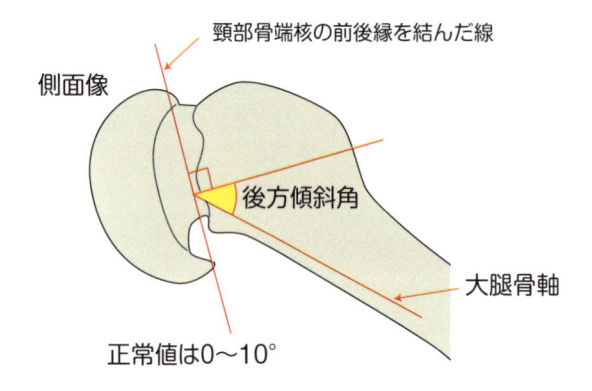

頸部骨端核の前後縁を結んだ線

側面像

後方傾斜角

大腿骨軸

正常値は0〜10°

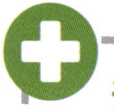

治療

　骨頭のすべりの程度によって手術療法を中心に検討します。治療後に大腿骨頭壊死や軟骨融解などの合併症を生じることがあります。

　後方傾斜角が30°以下の軽度のすべり
　　：大腿骨頸部または転子下からスクリューで骨頭を固定します。
　急性型で後方傾斜角が30°以上のすべり
　　：全身麻酔下で徒手整復し、その後スクリュー固定を行います。
　慢性型で後方傾斜角が30°以上のすべり
　　：骨切り術で骨頭を元の位置に戻します。

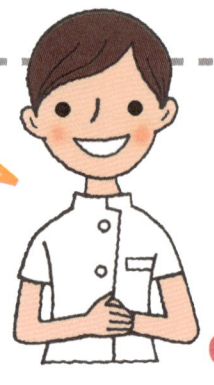

進行したすべりの治療は困難なので、早期診断が重要なのよ。

先輩ナース

骨折のケア

　骨折の基本的な治療法には整復、固定、リハビリテーションがあります。骨折部をできるだけ正しい位置に整復し、固定をしっかりすれば骨はつきやすくなります。その上でリハビリテーションを行えば機能回復が早まります。

●**整復**：骨折した骨を正しい位置に戻し、骨折部のずれを小さくします。

　徒手整復　：ドクターが骨折部を手で正しい位置に整復するものです。全身麻酔下でX線透視装置を使用して行う場合もあります。骨折部が大きく腫れあがると施術が難しくなるため、骨折後できるだけ早期に行います。

　牽引整復法：徒手整復が難しい場合や、手術の前段階などに行います。絆創膏や包帯を使って皮膚の上から牽引する介達牽引法と、鋼線などを骨に直接刺し入れて牽引する直達牽引法があります。

　手術的整復法（観血的整復術）：骨のずれが大きい場合や、骨折の状態や程度によっては、手術で骨折した部位を整復し内固定します。

●**固定**　骨折部の安静、疼痛の軽減、変形の防止・矯正を目的として、患部を固定します。

　外固定　　：ギプスやシーネなどで、骨折部を体外から固定します。

　内固定　　：手術で体内に固定材を入れ、骨折部を連結固定します。

　創外固定　：骨折部から少し離れた位置にキルシュナー鋼線やスクリューピンを刺して、体外で固定する方法です。創外固定器はたくさんの種類があり、目的に応じて使い分けられています。開放骨折や、高度粉砕骨折などに用いられています。

●**リハビリテーション**　固定によって低下した筋力と関節可動性の回復・改善を図ります。

　関節拘縮や筋力低下を防ぐために理学療法士の指導のもと、できるだけ早期にリハビリテーションを始めます。

MEMO

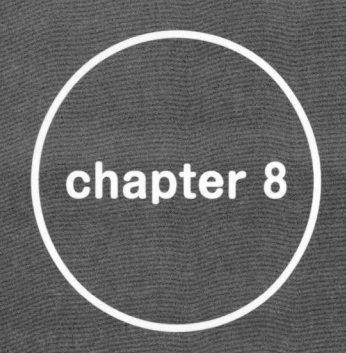

chapter 8

整形外科特有のケア

整形外科では関節内注射、装具療法など
特有のケアがたくさんあります。
それぞれの特徴を理解して患者さんを
心身両面からサポートすることが大切です。
整形外科特有のケアを覚えておきましょう。

体位変換

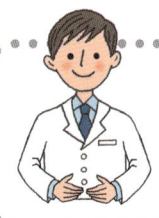

術後にベッド上安静の患者さんが同一体位によって起こる苦痛を和らげるとともに、様々な合併症を防ぐために、定期的に体位変換を行います。手術直後から体位変換を行うと、早期離床につながるといわれています。

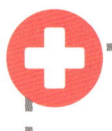 体位変換の頻度

体位変換の頻度は2時間おきといわれていますが、体位変換時に圧迫されていた骨突出部の皮膚に発赤が認められた場合は間隔を短くします。

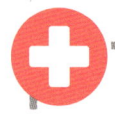 部位ごとの良肢位

良肢位は、拘縮が起こる可能性がある場合や麻痺がある場合に、日常生活への支障を最小限にすることができる肢位です。大腿骨骨折、化膿性骨髄炎や化膿性関節炎、関節内骨折などは、術後に拘縮を起こしやすいので、特に良肢位の保持が大切です。

肩関節	外転10〜30°、屈曲外旋、肘を曲げた時に顔に手が届く角度
肘関節	屈曲90°
前腕	回内・回外中間位
手関節	背屈20〜30°
股関節	屈曲10〜30°、外転0〜10度　外旋0〜10度
膝関節	屈曲10°
足関節	背屈0°、底屈0°

・体がベッドに接している面積が狭いほど、負担が大きくなるので、枕などを使ってベッドとの空間を埋めることにより、ベッドと接している面積を広くする場合と同様の効果を得られます。
・枕を挟むことで体圧が分散し、患者さんの体にかかる負担が小さくなりますし、褥瘡などのトラブルを防ぐ効果も期待できます。

基本的な動きを復習！！

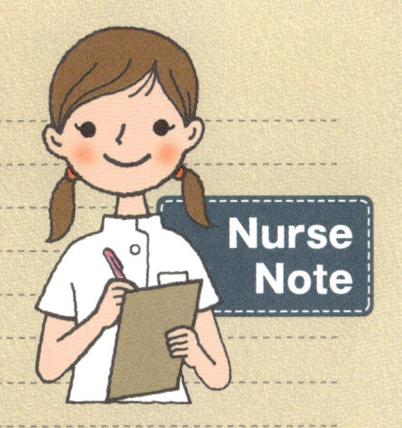

Nurse Note

屈曲・伸展：肘や膝などの関節の曲げ伸ばし

外転・内転：腕をまっすぐ下に伸ばした状態で横から上に揚げるのが外転。逆の動きが内転。

外旋・内旋：腕をまっすぐ前に伸ばした状態から横に開くのが外旋。閉じるのが内旋。

背屈・底屈：足をまっすぐから反らすのが背屈、伸ばすのが底屈。

回内・回外：手の平をまっすぐ立てた状態から外側に倒すのが回外、内側に倒すのが回内。

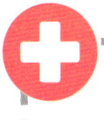

体位変換のポイント

　体位変換を行うときには以下の6つのポイントに気をつければ、介護者の負担を軽減することができます。

●患者側の重心を中心にまとめます

　力が分散すると負担が大きくなるため、患者さんの手足などをできるだけ小さくまとめると力が中心に集中して、介助しやすくなります。

●患者の身体に出来るだけ近づきます

　患者さんの身体を介護者に近づけると、移動の方向性がぶれにくくなって一方向により大きな力が働いて、少しの力で介助できます。

●両足を開いて支持面を広くとります

　介護者は足幅を前後左右に広くとって立つと安定し、足や腰の力が伝わりやすくなります。

●重心を移動させやすい姿勢をとります

　介護者は足幅を広くして、膝を曲げて腰を落とせば、安定性が増すだけでなく腰への負担も小さくなります。

●大きな筋群を使います

　腕や指先だけでなく、肩や腰、足などの大きな筋肉群を同時に使用すると、1箇所の筋肉にかかる負担が小さくなって容易に介助できます。

●重力に逆らわないように水平に引きます

　患者さんを持ち上げずに、水平に滑らせるように移動させると介護者の負担が少なくなります。上下に動かさなければいけない場合は、膝の屈伸を利用すると腰への負担が小さくなります。

▼体位変換のコツ（仰臥位から側臥位に）

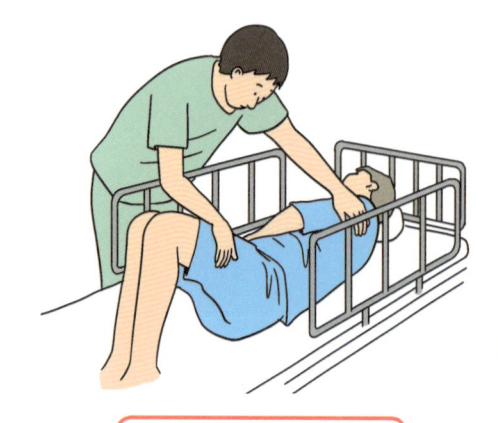

両膝を軽く曲げてもらって
腰と肩の位置を調整します。

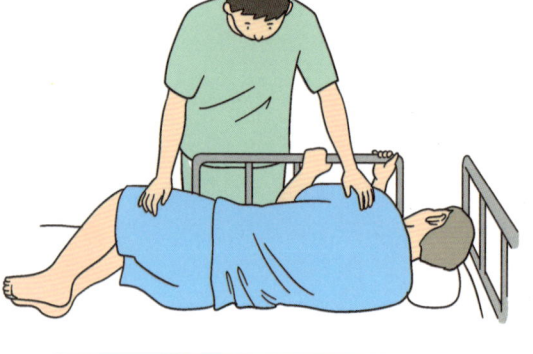

肩と大腿部を支えながら患者さんに声をかけて
体位変換する側に向いてもらいます。

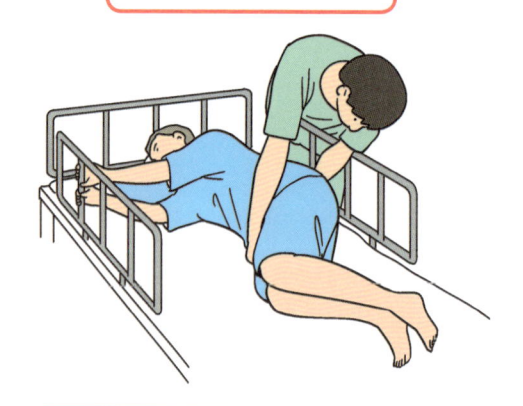

体位変換する側に立って、患者さんの
両膝を立ててベッドの柵を持ってもらいます。

クッションやタオルを背中や脚にあてて、
安楽な姿勢になるようにします。

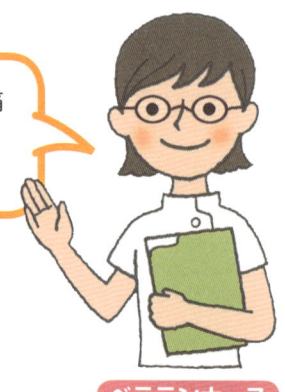

不適切な体位変換を行うとナースに腰痛
が生じることもあるわ。
正しい体位変換を身につけてね。

ベテランナース

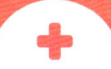

神経ブロック
しんけい

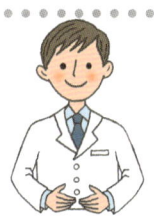

痛みの原因となっている神経やその周辺に局所麻酔薬などを注射して、痛みを取り除く方法です。痛みが緩和されることで血流も改善し、筋肉のこわばりも軽減します。神経ブロック療法には、いくつか種類があり、痛みの種類や症状により使い分けます。

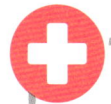

星状神経節ブロック
せいじょうしんけいせつ

　頸部にある星状神経節という交感神経節やその周辺に局所麻酔薬を注射して、交感神経の機能を一時的に抑えることで痛みを抑制します。

対象疾患：頸・肩・腕・手の痛み、肩こり、腕や手の循環障害

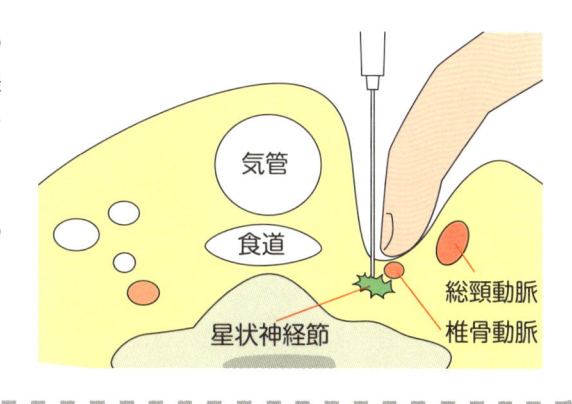

気管

食道

星状神経節

総頸動脈
椎骨動脈

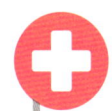

腕神経叢ブロック
わんしんけいそう

　エコーで頸椎から出てくる腕神経の位置を確認しながら、頸部の横から針を進め、神経の近くに局所麻酔薬を注入します。

対象疾患：頸椎症性神経根症や胸郭出口症候
きょうかく で ぐちしょうこう
　　　　群による肩や腕の痛み
ぐん

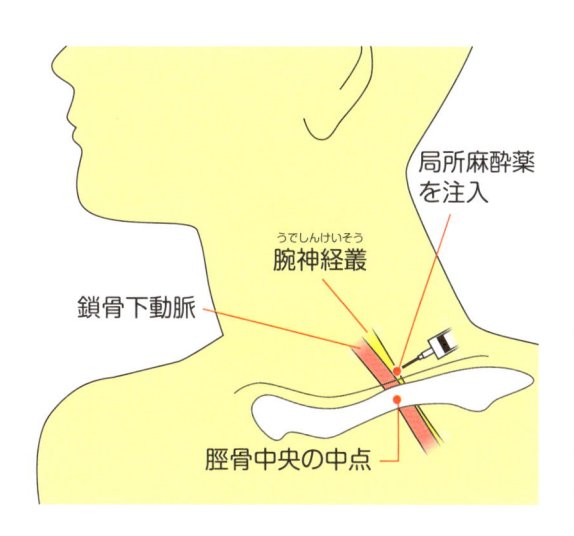

局所麻酔薬を注入

腕神経叢
うでしんけいそう

鎖骨下動脈

脛骨中央の中点

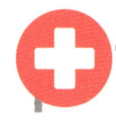
硬膜外ブロック
（こうまくがい）

脊椎の隙間から針を刺し、脊髄を覆う硬膜の外側にある硬膜外腔に麻酔薬を注入して、神経の炎症を抑えて痛みをとります。

対象疾患：腕・胸、背、腹、腰、足などほとんどの部位の痛み

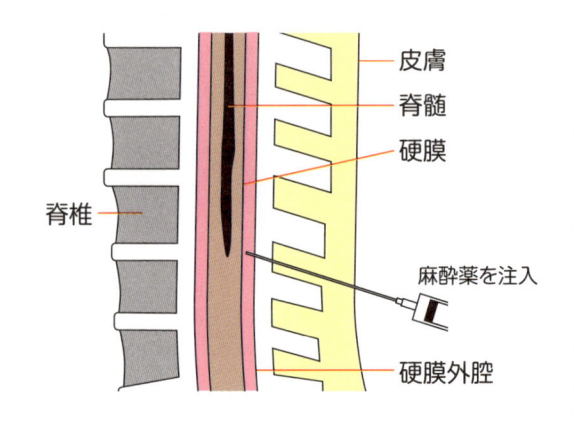

- 皮膚
- 脊髄
- 硬膜
- 脊椎
- 麻酔薬を注入
- 硬膜外腔

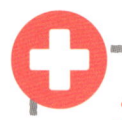
坐骨神経ブロック
（ざこつしんけい）

電気による神経刺激を用いて神経の走行を確認し、側臥位や伏臥位で、坐骨神経のすぐ近くに注射します。

対象疾患：椎間板ヘルニアや梨状筋症候群による坐骨神経痛など

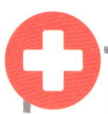
神経根ブロック
（しんけいこん）

X線透視下で痛みの原因と考えられる神経の根元に局所麻酔薬やステロイド薬を注入します。

対象疾患：椎間板ヘルニア、脊柱管狭窄症、変形性脊椎症、脊椎すべり症、神経因性疼痛など

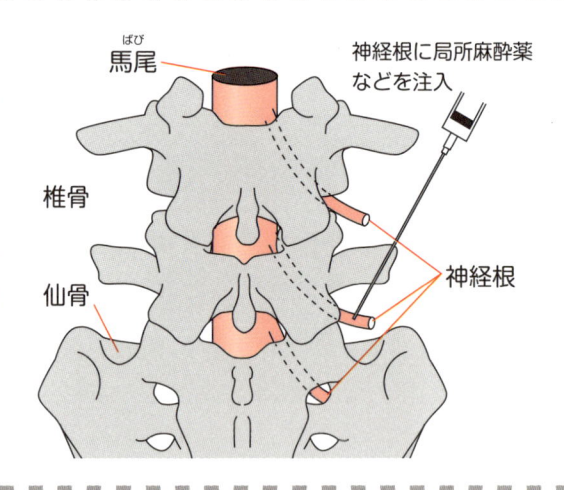

- 馬尾（ばび）
- 神経根に局所麻酔薬などを注入
- 椎骨
- 仙骨
- 神経根

> 神経ブロックの効果は痛みの原因、部位、程度によって違うの。
> 1回で痛みがなくなることもあれば、徐々に軽減していくこともあるわ。

先輩ナース

関節内注射

かんせつないちゅうしゃ

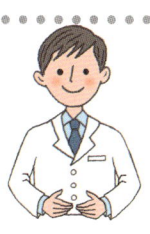

関節液の主成分であるヒアルロン酸や、ステロイド薬を膝、肩、肘などの関節包内へ直接注射する方法です。変形性関節症や関節炎などで関節包内に痛みの原因があるときに行います。関節内注射はドクターが行います。ナースは注射が安全に施行できるように介助します。

ヒアルロン酸関節内注射

関節液に含まれるヒアルロン酸は、関節の潤滑油として働いたり、軟骨に栄養を与える働きをしています。加齢などによって減少したヒアルロン酸を関節内注射で直接補うことによって、関節でのヒアルロン酸の産生能を高めたり、軟骨を保護して痛みや炎症を抑え、関節の動きをなめらかにする効果が期待できます。

▼膝の関節内注射

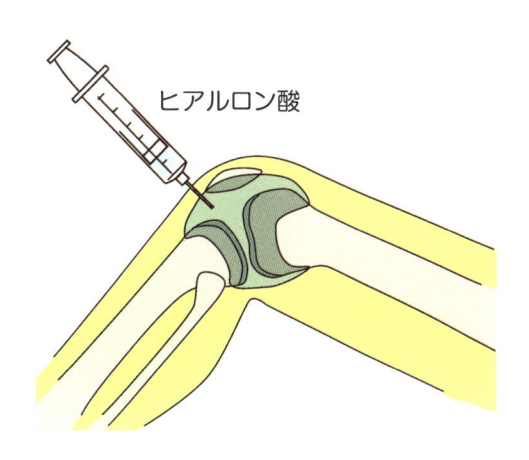

ヒアルロン酸

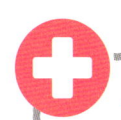

ステロイド薬関節内注射

ステロイド薬は炎症を強く抑える働きがあります。内服薬で改善しない関節炎に対してステロイド薬を注入すると劇的に症状が改善することがあります。ただし、軟骨や骨が弱くなったり、細菌に感染しやすくなるなど副作用もあるため、慎重に使用する必要があります。

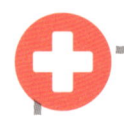

関節内注射の手順

関節内注射前には、注射部位からの感染を防ぐために十分な消毒を行います。

①注射施行部位を十分に露出させます。膝関節注射の場合は、ズボンの裾が脚を締めつけていないか注意します。

②アルコール綿などで注射部位の汚れを除去します。

③ポビドンヨードなどの消毒薬で注射部位を消毒し、十分な殺菌効果を得るために1分以上そのままの状態で待ちます。

④消毒部位を直接手で触れないようにして、関節内注射を施行します。

⑤注射後はハイポエタノールなどを用いて消毒液を拭き取ります。

⑥刺入部を滅菌された絆創膏や滅菌ガーゼなどで保護します。

● 注射後の注意点

・注射部位からの感染を避けるため、当日は注射部位を清潔に保ちます。

・当日は入浴やシャワーを避けます。

・症状が改善しても、長時間の歩行や無理な運動は避けます。

・長時間貼付された絆創膏は細菌増殖の温床になるので、翌日にははがすように指導します。

特に夏場は汗で汚れやすいから、注射部位を清潔に保つように指導してね。

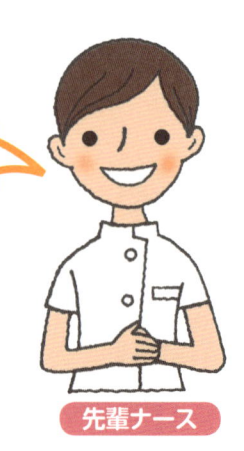

先輩ナース

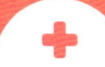

装具療法
<ruby>装<rt>そう</rt></ruby><ruby>具<rt>ぐ</rt></ruby><ruby>療<rt>りょう</rt></ruby><ruby>法<rt>ほう</rt></ruby>

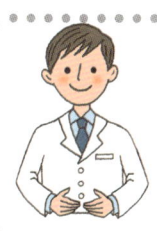

局所の固定・安静、変形の予防や矯正、機能の補助などを図るために使用します。体幹装具・上肢装具・下肢装具などの種類があります。装具を使うことで関節にかかる負担を軽くして痛みを緩和させたり、関節を安定化させたりする効果が期待できます。

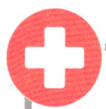

コルセット

　体幹の固定、脊柱の運動制限、良肢位の保持、変形の矯正・予防、体重の支持などを目的としています。腰痛、椎間板ヘルニア、腰椎分離すべり症、脊椎骨折などの治療、腰椎手術後の固定に使用します。硬性腰仙椎装具（硬性コルセット）と軟性腰仙椎装具（軟性コルセット）があり、軟性コルセットは脊椎の負担軽減が主な目的で、日常生活に支障がありません。硬性コルセットは脊椎骨折などで強固な固定が必要なときに使用します。

▼硬性腰仙椎装具（硬性コルセット）

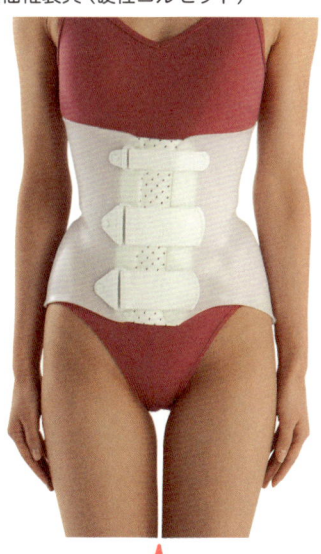

▼軟性腰仙椎装具（軟性コルセット）

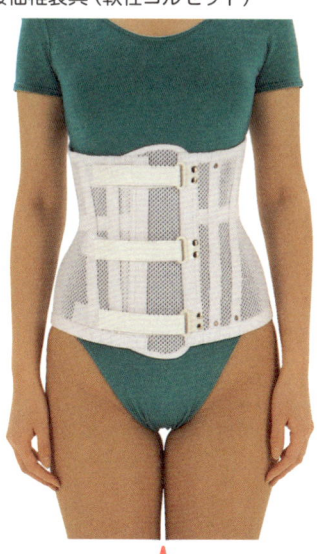

> プラスチックや金属などの硬い素材でできていて、固定性に優れており、脊柱の動きを制限します。圧迫骨折や、術後の腰椎固定などに使われます。硬い素材のため1人での装着は困難です。

> メッシュ素材などでできています。腹部の軟部組織に圧迫を加えて腹腔内圧を高め、脊柱運動を制限して痛みを和らげます。種々の腰椎疾患に使用されます。コルセットと体の間は指が2本入るくらいを目安にします。

写真提供：一般社団法人　日本義肢協会

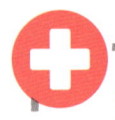

頸椎カラー

　頸椎の保護や運動制限、頭部の支持、術後の安静保持などを図るために使用します。プラスチックなどの硬いタイプと、カラーのような柔らかいタイプがあります。

▼カラー（あご受けあり）

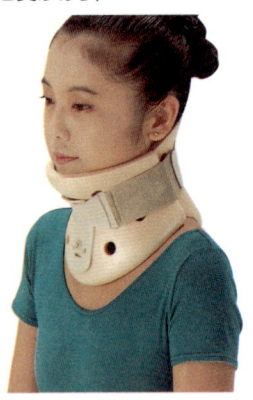

頸椎の屈曲、伸展を制限し、負担を軽減します。ソフトなスポンジ製で作られています。あご受けがついています。

▼カラー（あご受けなし）

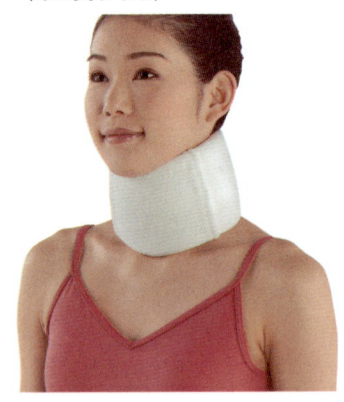

ソフトなスポンジで作られており、頸椎の軽度な固定に適しています。

写真提供：一般社団法人　日本義肢協会

四肢の装具

　四肢の運動制限や固定、術後の安静保持などを図るために使用します。部位や症状の程度に応じて様々な種類があります。

●代表的な上肢装具

▼肩鎖骨関節装具

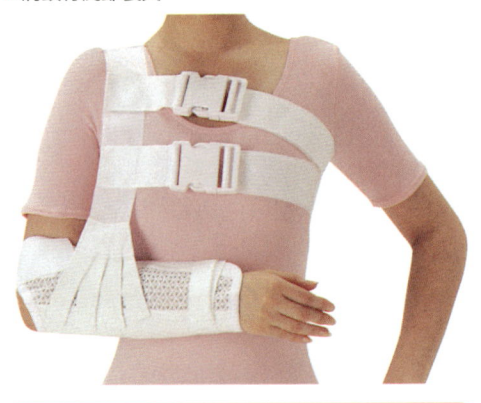

肩関節脱臼や肩鎖関節脱臼などに使用する装具で、ストラップで上腕を肩関節方向に引き上げ固定します。

▼肘関節装具

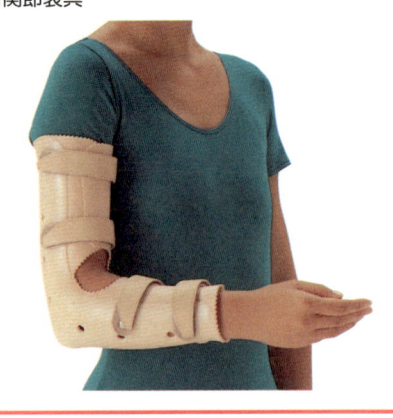

肘関節の固定に用います。手術後の固定や変形の予防、機能的肢位の保持などの目的で使用されます。

●代表的な下肢装具

▼膝関節装具（両側支柱型）

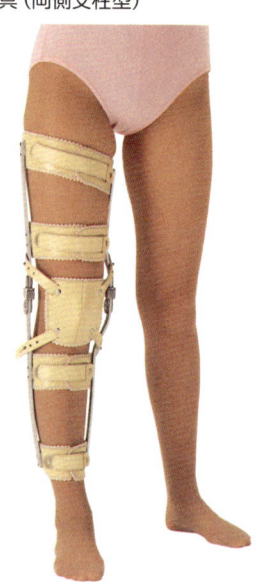

大腿カフと下腿カフから構成されます。膝関節の動きを制御します。側方の不安定膝や反張膝、伸展筋力の低下、関節拘縮などに使用されます。

▼足底装具（そくていそうぐ）

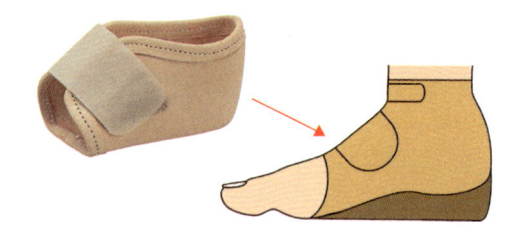

足部おおい型

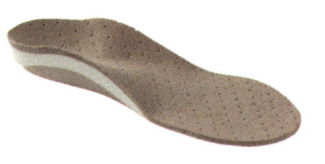

敷き革式

足底面で装具の外側を高くしたもので、変形性膝関節症やO脚などに用いられます。

写真提供：一般社団法人　日本義肢協会

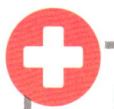

装着時の注意点

・装具による皮膚障害を防ぐために、肌着の着用や、ストッキネット、ガーゼなどを使用して装具が皮膚に直接当たらないようにします。
・固定用ベルトの締め過ぎに注意します。
・ゆるみやずれが生じた場合は適切な位置に戻してベルトを締め直します。
・1日1回は装着部位を拭いて清潔を保ちます。
・装具を装着していないところは、筋力低下や関節拘縮を防ぐために、可能な範囲で患者さん自身が動かすようにします。

間違った装着は循環障害や神経麻痺などの合併症を起こす可能性があるわ。気をつけましょう。

先輩ナース

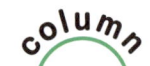

クリニカルパス

クリニカルパスは治療や検査の標準的な経過を説明するため、入院中の予定をスケジュール表のようにまとめた入院診療計画書のことです。「**クリティカルパス**」とも呼ばれます。

クリニカルパスは医療機関ごとにドクターやナースをはじめ各医療専門分野の医療スタッフが検討して作成します。

入院時に患者さんに渡して、入院中に受ける検査・手術の予定や術後のリハビリなどの治療内容、食事・入浴などの生活の流れを理解してもらい、安心して入院生活を送っていただきます。 またドクターによってばらつきがあった医療の内容を標準化して、ドクターやナースをはじめ医療にかかわるスタッフ全員が患者さんの治療計画を共有化することで、チーム医療に役立てて、医療の安全や質の向上を目指します。

ただし、すべての患者さんにクリニカルパスが使用できるわけではありません。標準化しにくい疾患や、患者さんの状態によってはクリニカルパスが使用できないこともあります。

▼クリニカルパスの例

	入院日 月日	手術前日 月日	出術日 月日	1日目 月日	3日目 月日	7日目 月日	退院日 月日
食事	普通に食事	絶飲食	流動食	普通食 ⟶			⟶
安静度			ベット上で 安静	痛みに 応じて 車イス利用	痛みに合わ せて歩行器 を使用	一人で 歩行可能	
処置		採血 レントゲン	採血	採血		採血 レントゲン	
注射薬			抗生剤 必要時 痛み止め ⟶	内服再開 ⟶			

あとがき

　本書は、整形外科ケアのキホンと題し、主に新人ナースを対象に、整形外科ケアに関する基礎的な医学的知識を網羅的にまとめた本です。

　本書は、「わかりやすさ」と「調べやすさ」の2つを重視した構成となっております。「わかりやすさ」においては、ベテラン、先輩ナースからのアドバイスを随所に設けることで、まるで、新人ナースの臨床実習現場のようなイメージをもって、楽しく、読み進めることができるよう、工夫されています。

　また、「調べやすさ」においては、臨床現場で遭遇する機会の多い疾患を症状別に整理し、気になる症状、疾患があれば、すぐに病態から検査、治療方法までまとめて調べることができるよう、工夫されています。本書を辞書引きのように活用することをおススメします。

　さて、厚生労働省の調べで、足腰に痛みを訴える65歳以上の高齢者の割合は、人口千人当たり、男性210.1人、女性266.6人と報告されています。一方、総務省の調べで、65歳以上の高齢者人口は、男性1499万人、女性1962万人と、報告されています。

　これらのデータを用いて試算すると、足腰に痛みを訴える65歳以上の高齢者は、男性約314万人、女性約523万人。なんと、男女合わせて約837万人という膨大な数の高齢者が、足腰の痛みに悩まされています。

　高齢者の数の増加に伴い、医療機関以外にも、ナースの整形外科ケアの知識と技術が必要とされるフィールドは、施設、在宅等、年々拡大しています。そのため、整形外科ケアに関する応用力、実践力が、これからのナースに求められています。

　応用力も実践力も、しっかりとした基礎知識があって身につくものです。是非、本書を通じて、整形外科ケアの基礎を学び、整形外科領域で活躍できるナースを目指してください。

2017年7月　理学療法士　永木　和載

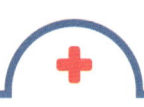

索引

●さ行

参考文献

- ●『全部見える整形外科疾患』（高井信朗監修／成美堂出版 2016）

- ●『腰痛診療ガイドライン』（日本整形外科学会2012）

- ●『骨粗鬆症の予防と治療ガイドライン2015版』（日本骨粗鬆症学会）

- ●米国・欧州リウマチ学会関節リウマチ分類基準（2010）（Ann Rheum Dis 2010 69 Ann Rheum Dis 2010 69：：1580 1580-1588 1588）

- ●2014 年度合同研究班報告 『末梢閉塞性動脈疾患の治療ガイドライン』（2015 年改訂版）

- ●『改訂版 知っておきたい脊柱側弯症』（日本側弯症学会編集2003年）

- ●『高尿酸血症・痛風の治療ガイドライン（第2版）』日本痛風・核酸代謝学会ガイドライン改訂委員会2010年

- ●「外反母趾診療ガイドライン」（日本医療機能評価機構：minds4.jcqhc.or.jp/minds/hallux_valgus/hallux_valgus.pdf）

- ●公益社団法人日本整形外科学会HP（https://www.joa.or.jp/）

- ●一般社団法人日本脊椎脊髄病学会HP（http://www.jssr.gr.jp/index.html）

- ●一般社団法人日本手外科学会HP（http://www.jssh.or.jp/doctor/index.html）

- ●一般社団法人日本リウマチ学会HP（http://www.ryumachi-jp.com/index.html）

- ●e-ヘルスネット（厚生労働省生活習慣病予防のための健康情報サイト）（https://www.e-healthnet.mhlw.go.jp/）

- ●株式会社協和義肢製作所HP（http://po-kyowa.com/）

- ●一般社団法人日本サルコペニア・フレイル学会HP（http://jssf.umin.jp/aisatsu.html）

- ●公益財団法人長寿科学振興財団・健康長寿ネットHP（https://www.tyojyu.or.jp/net/byouki/sarcopenia/about.html）

【著者】

宮原　明美（みやはら　あけみ）

京都薬科大学卒業。薬剤師。
製薬会社マーケティング部宣伝課に勤務しパンフレット等の資材作成に携わる。結婚を機にメディカルライターとして独立。医学薬学関係の記事を執筆。

【監修】

永木　和載（ながき　とものり）

株式会社リライト　代表取締役。理学療法士。
2005年、理学療法士免許取得。病院にて回復期、慢性期医療における高齢者へのリハビリテーションを経験。2008年より訪問看護ステーションに勤務、在宅生活を支援する生活期リハを経験、生活期リハにおける医療介護連携の重要性を学ぶ。
2011年より、医療専門家を対象とした講演活動を開始。その後、医療専門家のみならず一般の方や運動指導に携わる方を対象とした講演も多数経験する。現在は、講演活動に加え、理学療法士の専門性と豊富な経験を活かし、複数の企業と連携し、一般健康商品（寝具、インソール等）の開発、普及支援、超音波画像観察装置の教材開発、普及支援、太極拳の教育、普及支援等を行っている。
HP　「永木和載 オンライン」　http://nagaki.online/
ブログ「からだのホント？.com」　http://karadano-honto.hate
　　blo.jp/about
書籍執筆　『よくわかる首・肩関節の動きと仕組み』
　　（株式会社秀和システム刊）

【編集協力】

オフィス　イイダ

【イラスト】

まえだ　たつひこ

看護の現場ですぐに役立つ
整形外科ケアのキホン

発行日	2017年　8月　6日	第1版第1刷

著　者　宮原　明美

監　修　永木　和載

発行者　斉藤　和邦
発行所　株式会社　秀和システム
　　　　〒104-0045
　　　　東京都中央区築地2丁目1−17　陽光築地ビル4階
　　　　Tel 03-6264-3105（販売）Fax 03-6264-3094
印刷所　株式会社ウイル・コーポレーション
製本所　株式会社ジーブック

ISBN978-4-7980-5039-3 C3047